AF314663

STATION MINÉRALE

DE

HOMBOURG-ÈS-MONTS

INDICATIONS

POUR L'EMPLOI DE SES SOURCES SALINES-FERRUGIN

chlorurées et bicarbonatées ferrugineuses gazeuses froide

PAR

JEAN-ÉDOUARD FRIEDLIEB

Docteur en médecine, en chirurgie et en obstétrique
Conseiller médical privé, médecin des eaux
Chevalier de l'ordre de la Couronne de Prusse, des ordres suédois de Wasa
et de l'Étoile du Nord
Membre et membre honoraire de plusieurs Sociétés savantes, etc.

STRASBOURG

TYPOGRAPHIE SILBERMANN, G. FISCHBACH, SUCCESSEUR

1872

PRÉFACE

Il y a vingt-cinq ans que j'ai fait paraître mon premier travail sur les eaux de Hombourg, sous le titre de : *Pharmacologische Bedeutung der Mineral-Brunnen zu Homburg.*

Depuis lors, les médecins de nos eaux publièrent une notice sur la valeur thérapeutique de la source Louise; moi-même j'écrivis un petit rapport sur les cures faites pendant l'été 1857. Mais il n'y eut aucune publication nouvelle sur notre station minérale prise dans son ensemble.

Avant de saisir la plume pour entreprendre un travail de ce genre, j'ai dû peser le pour et le contre; il se passa un certain temps, je l'avoue, avant que la balance ne vînt à pencher du côté de l'exécution.

Est-ce donc si difficile de faire une brochure sur une eau minérale?

Eh, mon Dieu, non; à tout prendre, nous avons un bon modèle du genre tout fait; c'est: *Der Badeort Salzloch;* avec un léger effort, un peu de savoir et surtout du savoir-faire, on arrivera toujours à produire quelque chose d'approchant.

Cependant la chose devient plus scabreuse quand il s'agit de louer des sources autour desquelles sont venus se grouper *ces lieux qui distillent le plus pernicieux des poisons, les salons de jeu.*

Il est de bon ton, chez beaucoup de personnes, de faire éclater son indignation chaque fois qu'il est question de ces endroits dangereux. Vis-à-vis de personnes aussi mal disposées, il faut une certaine dose de courage moral pour venir affirmer l'utilité des eaux qui, elles, n'en peuvent mais d'être accouplées aux tapis verts.

Certainement, beaucoup de ces Catons qui, à chaque occasion, bonne ou mauvaise, lancent leur *ceterum censeo* contre les banques de jeux, sont honnêtement intentionnés.

Mieux vaudrait peut-être qu'il y eût de par le monde moins de ces institutions autorisées ou tolérées, de bourses notamment où se forment et se perfectionnent les joueurs de jeux de hasard et tant de gens tarés.

Il est ridicule, après tout, de proférer toujours et toujours, contre les gens, des récriminations que l'on sait d'avance être approuvées par tous les gens de bien.

Au surplus, par-ci par-là il en est qui crient si haut parce que, après avoir offert aux banques leurs services de toutes espèces, ils ont été poliment éconduits.

Quant à moi, ce n'est pas d'hier que je prodigue mes avertissements; je les fais à chaque client qui vient me consulter, et je suis assez sûr que ma manière de voir à cet endroit est suffisamment connue pour m'en autoriser et pour avancer cette thèse un peu naïve, mais très-vraie, à savoir : qu'un endroit peut posséder des jeux de hasard sans cesser pour cela d'avoir des sources très-salutaires.

J'avais, d'un autre côté, des raisons majeures qui me poussaient à publier ; d'abord, comme médecin des eaux, je me sentais l'obligation, vis-à-vis de la station à laquelle je suis attaché, et surtout vis-à-vis des confrères éloignés, de faire un rapport exact sur l'état actuel des choses, relation rendue urgente par les changements notables qui sont survenus depuis ces derniers vingt-cinq ans.

Toutes les sources ont été captées à nouveau et analysées; on trouvera que ces nouvelles analyses diffèrent grandement des anciennes; ceci provient, pour les sources artésiennes, des accidents auxquels sont exposés ces sortes de puits et surtout des forages renouvelés; pour ce qui est de la source Élisabeth (qui ne provient pas d'un forage), les différences dans les analyses, peu notables d'ailleurs, tiennent en partie aux méthodes différentes mises en pratique pour l'analyse. Me blâmera-t-on d'avoir donné les analyses anciennes, au risque d'allonger mon écrit? Pour ma part, j'ai cru bien faire en éclairant l'objet de mon travail, les sources, au moyen de ces données rétrospectives qui sont leur histoire.

J'ai donné une extension plus grande que celle qu'on leur accorde généralement à plusieurs chapitres, et notamment à celui qui traite des *indications* et à celui relatif au *régime*; je vais en dire la raison.

D'abord, je me suis appesanti sur les *indications*

pour l'usage de nos eaux, parce que, d'un côté, nous voyons arriver tous les jours aux eaux de Hombourg des personnes, les unes envoyées par un médecin, les autres s'y rendant de leur propre chef, auxquelles la cure à nos sources ne saurait convenir en aucune façon ; et, de l'autre côté, parce qu'il est des affections contre lesquelles nos eaux sont souveraines, et pour lesquelles ni malades ni médecins ne s'avisent ni de venir ni d'envoyer leurs patients.

La faute en est un peu à la rareté de nos publications, dont quelques-unes datent encore d'une époque où l'affluence était moindre, et partant l'occasion d'observer plus restreinte. Je devais donc penser que le moment était venu de me mettre à l'œuvre et de développer avec toute l'importance qu'elle mérite cette question des indications, au point de vue de l'expérience acquise et de l'état actuel de nos sources.

L'autre chapitre qui a reçu une extension insolite est celui du *régime ;* je me suis bien dit, en l'écrivant, que plus d'un de mes lecteurs, voyant que je disserte sur la manière dont on doit accommoder les pommes de terre, se mettra du côté de ceux dont parle Cornelius Nepos dans sa préface : « *Non dubito fore plerosque, qui hoc genus scripturæ leve et non satis dignum... judicent quum relatum legent.* » Si j'écrivais en latin, comme les dignes docteurs des siècles passés avaient coutume de faire, on ne manquerait pas de me dire que j'écris du *latin de cuisine.* Ce reproche m'importerait fort peu, et je crois, en vérité, rendre plus de service avec mes préceptes culinaires, auxquels je tiens passablement, qu'en faisant un vain étalage de recettes savantes. Et puisqu'il ne s'agissait pas seulement de m'expliquer vis-à-vis de mes confrères sur ma manière de voir en fait d'hygiène culinaire, il a bien fallu rédiger ce chapitre de façon à le mettre à la portée de tout le monde, des malades surtout, et même des restaurateurs.

Enfin, j'ai dû relever, bien malgré moi, des fautes qui ont été commises ou que l'on continue de faire, des inconvénients qui ont existé ou qui existent encore; qu'on veuille bien se tenir pour convaincu que je les ai signalés dans l'intention de faire éviter des fautes nouvelles, dans l'espoir de faire cesser les inconvénients existants.

Il y a des choses auxquelles on ne donne l'attention qu'elles méritent que quand elles sont portées au grand jour de la publicité.

En terminant, je me plais à dire que je dois à l'obligeance du docteur FRÉDÉRIC ROLLE les indications géologiques relatives à la contrée, et que le docteur HITZEL, médecin de notre établissement hydrothérapique, a bien voulu se charger de la rédaction des paragraphes qui le concernent. Je les en remercie cordialement.

Hombourg, en mai 1872.

E. FRIEDLIEB.

STATION MINÉRALE

DE

HOMBOURG-ÈS-MONTS

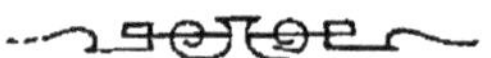

CHAPITRE PREMIER.

NOTICES HISTORIQUES, TOPOGRAPHIQUES ET MÉTÉOROLOGIQUES.

§ 1. Je ne me propose pas de faire, dans ce modeste écrit, l'historique complet et détaillé de nos sources et de tout ce qui s'y rattache ; il existe d'ailleurs quelques petits livres bien faits qui contiennent des notions suffisantes sur l'histoire de notre station-balnéaire. Je me bornerai donc aux indications suivantes :

Les renseignements les plus anciens que nous ayons sur nos sources minérales se rattachent au nom de THÉODORE FUHR, lequel, vers l'an 1622, sous le règne de Louis V, landgrave de Darmstadt, fut chargé de capter et de réparer les sources salines.

Le médecin d'un régiment français expérimenta en 1811 l'effet de notre eau minérale, administrée en bains.

En 1833, le propriétaire de la pharmacie du *Cygne* établit deux cabinets de bains.

En juin 1834, feu le conseiller médical privé TRAPP fit des expériences sur l'eau de la source Élisabeth administrée à l'intérieur, et en obtint de bons effets, et devint ainsi le promoteur de Hombourg au rang de station européenne.

§ 2. Le 29 juin 1840, les frères F. et L. Blanc obtinrent la concession d'une Banque de jeux, et contractèrent l'engagement d'établir un Casino aux frais de 100,000 florins et de faire capter les sources.

Avant cette époque, Hombourg n'était guère visité que par les habitants de Francfort s/M., en raison de son voisinage.

Les nouveaux arrangements eurent pour effet immédiat d'augmenter grandement l'affluence des visiteurs.

Nous donnons ici les chiffres d'après les documents officiels publiés depuis 1834[1] :

Première période, de 1834 à 1840.

En 1834 il vint	155 étrangers.
» 1835 —	.185	»
» 1836 —	294	»
» 1837 —	800	»
» 1838 —	773	»
» 1839 —	829	»
» 1840 —	800	»

[1] *Denkschrift*, etc., mémoire rédigé par ordre de la direction municipale de Hombourg-ès-Monts.

Deuxième période, de 1841 à 1849.

En 1841 il vint 1171 étrangers.
» 1842 — 1732 »
» 1843 — 2694 »
» 1844 — 3300 »
» 1845 — 4525 »
» 1846 — 4627 »
» 1847 — 5187 »
» 1848 — 4029 »
» 1849 — 3628 »

La diminution du chiffre des visiteurs des deux dernières années tient aux événements politiques qui agitèrent alors l'Europe ; mais à partir de 1850 la progression reprit avec des fluctuations insignifiantes, et ne s'arrêta de nouveau qu'en 1866, par l'effet des événements de cette année et de la proximité du théâtre de la guerre ; voici les chiffres :

En 1850 il vint 6624 étrangers.
» 1851 — 6470 »
» 1852 — 7295 »
» 1853 — 8638 »
» 1854 — 9012 »
» 1855 — 9623 »
» 1856 — 10105 »
» 1857 — 9338 »
» 1858 — 9334 »
» 1859 — 8240 »
» 1860 — 9570 »
» 1861 — 10583 »
» 1862 — 11123 »
» 1863 — 10066 »
» 1864 — 10730 »

En 1865 il vint 12473 étrangers.
» 1866 — 7330 »
» 1867 — 17165 »
» 1868 — 18257 »
» 1869 — 19765 »
» 1870 — 10841 »
» 1871 — 18857 »

§ 3. Hombourg était jusqu'en mars 1866 la résidence du landgrave de Hesse-Hombourg ; après la mort du dernier landgrave, à la suite d'une convention, S. A. R. le grand-duc de Hesse prit possession de l'État et de la ville ; aujourd'hui l'État de Hombourg fait partie du royaume de Prusse ; la ville est chef-lieu d'arrondissement (Kreis-Hauptstadt) et dépend du département (Regierungs-Bezirk) de Wiesbade. Elle compte environ 8000 âmes.

§ 4. *Position géographique.* Hombourg est à 50° 6′ 42″ latitude nord ; un chemin de fer spécial le relie à la ville de Francfort ; le trajet dure environ 40 minutes.

§ 5. *Position topographique.* La ville de Hombourg est située dans l'angle formé par le confluent du Rhin et du Mein ; elle est au pied du Taunus ou de *la Höhe* à la distance d'une lieue et quart dans la direction du sud-est. La ville occupe une colline limitée à droite et à gauche par deux ravins dans lesquels coule un filet d'eau ; ces petits vallons se dirigent du nord-ouest au sud-est, sont par conséquent perpendiculaires à la direction de *la Höhe*, et déterminent la direction des rues principales de la ville, notamment celle de la rue Louise et de la Promenade aux sources (Kur-Promenade) ; d'autres rues coupent celles-ci à angle droit ; mais la ville n'a pas de rue courant du nord au sud, ou de l'est à l'ouest.

§ 6. Le sol sur lequel la ville est bâtie consiste en une couche puissante de schiste argileux ou de séricite qui affleure en roches verdâtres et grises sur la colline surmontée du château, et qui, dans l'endroit où est bâtie la ville, est recouverte par du lehm et d'autres matériaux. Ce schiste argileux s'étend depuis la ville jusqu'à la montagne, partout recouvert de gravier et de lehm, si ce n'est à l'endroit nommé la Haardt, à l'est et au nord-est de la ville, où il apparaît également à découvert.

C'est la roche la plus importante de la région; elle contribue, avec le gravier et le lehm qui la recouvrent, à constituer le sol arable ; c'est d'elle que sortent, dans un pré au sud-est de la ville, les sources minérales de Hombourg.

Sous ce schiste argileux se trouve le grès ancien (quarzite) qui forme la crête du Taunus, et notamment les sommets du Feldberg et de l'Altkœnig, et dont les couches passent sous le schiste au sud-est, tandis que, sur l'autre versant du Taunus, dans le bailliage d'Usingen, le grès se trouve recouvrir la grauwake.

Notre terrain se trouve donc constitué de bas en haut :

1° Par la grauwake d'Usingen, partie inférieure du système dévonien;

2° Par le quarzite du Taunus ;

3° Par le schiste argileux. Les terrains plus récents du sol allemand font défaut ; quelques-uns n'apparaissent qu'à quelques lieues de là, sur les bords de la Nidda et du Mein.

4° La seule formation plus récente que l'on rencontre à proximité de Hombourg, c'est le terrain tertiaire du bassin de Mayence, qui commence prè de l'embarcadère et près de la source Élisabeth, et s'étend de là vers la vallée du Rhin. Il contient du lignite en couches peu considérables ; caché d'ailleurs par d'épaisses couches de lehm, il offre peu d'intérêt.

5° Mentionnons enfin les alluvions récentes , les couches de gravier et de cailloux roulés du fond du vallon, et les épaisses couches de lehm qui couvrent les coteaux et les plaines et fournissent à l'agriculture un sol très-fertile.

§ 7. La chaîne principale du Taunus protége la ville du côté nord-ouest ; une chaîne collatérale, *la Haardt*, longeant la ville au nord-est et à l'est, la met à couvert complétement contre les rudes vents du nord et de l'est ; la vallée est, au contraire, ouverte du sud-est au nord-ouest et s'incline doucement vers les bassins de la Nidda et du Mein.

§ 8. Notre ville n'a ni rivière ni même un ruisseau d'une certaine importance , pour égayer et embellir le paysage ; par contre, l'air atmosphérique est habituellement plus sec qu'il n'est dans les vallées traversées par une rivière ; circonstance hygiénique importante.

§ 9. L'amphithéâtre de montagnes qui ceint notre station est richement recouvert d'arbres à feuilles caduques et de conifères; ceci peut contribuer à rendre l'air plus riche en oxygène.

§ 10. Nous ne possédons point jusqu'à ce jour d'observations barométriques et thermométriques suivies.

La température moyenne de l'année est probablement un peu au-dessous de celle de Francfort et de la région de la Bergstrasse. Cependant, par les journées froides de

l'hiver, par le vent du nord ou du nord-est, le thermo-
mètre descend moins bas qu'à Francfort, en raison de
la situation abritée de la ville ; aussi le chataîgnier vient-
il très-bien sans abri, et donne des fruits mûrs en abondance ; le figuier aussi résiste souvent sans couverture.

Au printemps, la végétation aux environs de Francfort
est en avance sur la nôtre de quatre jours ; celle de la Bergstrasse, de huit jours environ.

§ 11. Même par les journées les plus chaudes on ressent presque toujours une légère brise dans les environs
de la ville, surtout dans le vallon des sources ; par là,
aussi bien que par la belle et vigoureuse végétation des
arbres et arbustes, la chaleur ailleurs souvent très-élevée
se trouve être ici fort tempérée et rendue fort suppor-
table ; l'air reste pur et frais.

§ 12. Les circonstances que nous venons de mention-
ner vont nous servir pour expliquer la constitution
stationnaire et le caractère des maladies régnantes.
Avec une pression barométrique élévée, une température
basse, une atmosphère peu riche en vapeur d'eau, l'air
à volume égal contient plus d'oxygène ; l'oxydation et
la décarbonisation respiratoires sont plus actives ; le
sang et l'organisme sont plus fortement artérialisés.

§ 13. Des trois facteurs ci-dessus énumérés, c'est la
température qui exerce l'influence la plus marquée sur
la richesse de l'air en oxygène ; les quantités de ce gaz
contenues dans un volume donné d'air aux températures
de — 25° C., — 15° C., — 0° C., + 15° C., + 25° C.,
sont entre elles dans le rapport de 1,10258 — 1,03771 —
0,99467 — 0,93331 — 0,89073[1].

---

[1] A. W. Schultz, *Archives de Müller*, § 127.

Le degré d'humidité de l'air exerce une autre influence sur le sang et sur l'organisme :

La capacité de l'air, pour se charger de vapeur d'eau, augmente en raison de sa sécheresse ; dans un air plus sec, le sang parvient à éliminer son eau plus vite par les surfaces respiratoire et cutanée ; par là, il devient moins aqueux et plus plastique[1].

DONDERS[2] fait cette remarque : « L'air ambiant étant à peu près saturé de vapeur d'eau, le corps, perdant moins d'eau, perd en même temps moins de calorique ; l'énergie des actes chimiques de l'organisme est diminuée d'autant ; il en résulte que rien ne favorise l'atonie du corps autant que l'air chaud et humide ; l'arrêt des actions chimiques dispose aux maladies putrides. »

C'est là la raison pourquoi, dans les régions élevées jouissant d'un air sec, les maladies provenant d'une dissolution du sang sont si rares, tandis que celles qui dépendent d'un excès de plasticité du sang sont plus fréquentes.

Et c'est ainsi qu'à Hombourg les fièvres intermittentes sont rares, au point qu'il se passe des années sans qu'on en rencontre ; encore, s'il s'en trouve, ont-elles été gagnées dans des pays à fièvre ; le choléra asiatique n'a jamais fait apparition à Hombourg ; — par contre, les maladies inflammatoires aiguës, notamment celles des organes respiratoires, sont fréquentes, mais sans avoir de caractère pernicieux.

§ 14. En conséquence, notre station est à recommander, pendant la saison tempérée, surtout au printemps, où, ailleurs, règnent les fièvres paludéennes, tandis qu'elle convient moins, en hiver, aux personnes ayant

1 Valentin, *Traité de physiologie.*
2 *Nederl. Lane*, déc. 1849.

les organes respiratoires délicats, surtout à celles qui sont habituées aux climats plus doux.

C'est sur les personnes venant de régions froides et humides, sur les Russes, les Suédois, les Norvégiens, qu'on observe de la manière la plus évidente l'influence salutaire de notre saison printanière, douce, vivifiante, et de notre atmosphère sèche; nos hôtes suédois le savent bien, d'ailleurs; ils nous arrivent, toujours les bien-venus, dès la fin d'avril ou vers le commencement de mai, et l'on voit bientôt chez eux, même sans qu'ils fassent usage d'aucune cure, l'aspect extérieur et l'état général se modifier en mieux, et cela surtout chez les personnes qui ont souffert de fièvres intermittentes.

On ne saurait donc trop recommander aux habitants des contrées septentrionales de commencer leur saison à Hombourg aussitôt que possible, fin avril, si faire se peut, mais surtout de ne pas la retarder jusqu'en octobre; car alors, l'étranger venant à échanger subitement le climat automnal relativement très-doux de Hombourg contre celui de son pays, où l'hiver a déjà fait son entrée avec son froid humide, s'en trouvera très-mal impressionné.

Car, s'il est vrai qu'au fort de l'été, en juin, juillet et août notamment, la température moyenne de notre région dépasse de très-peu celle des régions situées plus au nord, d'un autre côté, au printemps et en automne la différence est très-grande.

L'étranger quittant en avril les villes de Stockholm ou de Saint-Petersbourg, encore couvertes de neige et de glace, pourra trouver ici les prés ornés d'une magnifique verdure et les arbres fruitiers en pleine floraison; on conçoit sans peine l'heureux effet que ce changement subit peut exercer, surtout sur les hypocondriaques.

§ 15. Après avoir passé en revue les influences cosmiques qui, dans leur ensemble, constituent le climat de Hombourg, en tant qu'il intéresse l'hygiène, je dois énumérer, d'une manière succincte, les moyens curatifs dont nous disposons :

Ce sont, avant tout, les sources minérales ; ce sont ensuite d'autre sinstitutions thérapeutiques, applicables soit isolément, soit conjointement avec l'emploi externe et interne des eaux.

§ 16. Les sources dont on boit sont :

1° La source Elisabeth (Elisabethbrunnen) ;
2° La source Louis (Ludwigsbrunnen) ;
3° La source de l'Empereur (Kaiserbrunnen) ;
4° La source ferrugineuse (Stahlbrunnen) ;
5° La source Louise (Louisenbrunnen).

L'eau dont on fait usage en gargarisme est ordinairement celle de la source Louis.

L'eau des sources de l'Empereur et de Louis est administrée en bains.

Le gaz qui s'échappe de la source Louis sert aux bains et inhalations de gaz.

L'eau des sources Elisabeth, Louis et de l'Empereur est administrée en lavements.

§ 17. Les institutions thérapeutiques qui ont été créées à Hombourg et qui ont pu prospérer, grâce à la grande affluence des malades, sont :

L'établissement hydrothérapique :
La cure au petit-lait ;
L'établissement de gymnastique suédoise.

CHAPITRE II.

ACTION PHYSIOLOGIQUE DES EAUX MINÉRALES DE HOMBOURG.

§ 18. Ces eaux sont de la classe des eaux salines ferrugineuses (chlorurées, sodiques, ferrugineuses, froides, gazeuses). Les sources diffèrent moins, quant à l'analyse qualitative, les principes minéralisateurs étant à peu près les mêmes dans toutes les sources; mais leur quantité et leur proportion varient selon les sources.

§ 19. Par cette raison, l'effet que les eaux des diverses sources prises à l'intérieur exercent sur le corps est quelque peu différent; mais pour n'être pas identiquement le même, cet effet des eaux de Hombourg peut cependant se résumer en un tableau unique.

Le goût de toutes les sources est plus ou moins salé, légèrement amer, atramentaire et très-piquant; l'eau de la source Louise a, de plus, une odeur et un goût sulfureux; au début de la cure, l'ingestion de nos eaux répugne parfois un peu; mais au bout de quelques jours elle devient agréable pour la plupart des buveurs.

Bues en quantité petite ou moyenne (de 180 à 350 grammes), elles causent une sensation de chaleur et de bien-être à l'estomac; la sécrétion salivaire diminue; la salive devient alcaline; la membrane muqueuse de la bouche et du palais sécrète en abondance un liquide clair et filant; il y a des renvois de gaz, qui provoquent une sensation de chatouillement en passant dans les fosses nasales. Le pouls devient plus plein ; sa fréquence diminue un peu, surtout dans la première heure qui suit l'ingestion ; quelques personnes éprouvent du vertige.

Au bout d'une heure ou deux, la soif se fait sentir ; l'appétit se réveille ; les sécrétions salivaire et urinaire sont plus actives ; souvent il y a une évacuation alvine fortement colorée ; enfin la température du corps descend un peu.

L'ingestion de fortes quantités d'eau minérale (de 1/2 kilogr. à 1 kilogr.) produit des effets plus intenses : souvent au bout de dix minutes déjà, il y a des selles aqueuses ou féculentes très-abondantes ; les urines sont copieuses ; le poids spécifique de l'urine est augmenté.

L'usage de l'eau étant continué pendant plusieurs jours (de six à huit), les fonctions de la peau sont activées ; elle devient plus claire, plus onctueuse, plus humide.

Après deux ou trois jours, le poids du corps diminue parfois de beaucoup, et cela malgré une alimentation copieuse. Notons toutefois que l'eau de la source Louise fait exception à la règle ; elle ne provoque pas ces selles copieuses ni ne fait maigrir.

CHAPITRE III.

ACTION THÉRAPEUTIQUE DES EAUX MINÉRALES
DE HOMBOURG.

§ 20. L'action thérapeutique d'un médicament ne saurait être résumée d'une manière aussi succincte que son action physiologique ; cette dernière, en effet, s'observe sur le corps supposé sain ; or, l'agent restant le même, son action sera sensiblement la même, s'il se trouve appliqué à des organismes normaux de la même espèce, dans des conditions semblables par conséquent.

Il en sera autrement quand l'agent modificateur viendra à être appliqué à titre d'agent curatif à un corps malade ; car les organismes affectés de maladies différentes ne sont plus semblables entre eux ; ils fonctionnent dans des conditions très-diverses. Considéré comme médicament, l'agent modificateur ne pourra donc être défini que sous le point de vue du but que l'on veut atteindre par son emploi ; ainsi il s'agit d'abord d'établir par l'observation comment l'agent en question se comporte vis-à-vis de l'organisme dévié de sa marche normale ; ces modifications morbides du corps vivant étant nombreuses, il faudra les énumérer et les définir ; alors on pourra passer à l'étude de l'action que le médicament peut exercer dans ces conditions particulières ; c'est ainsi qu'on arrivera à poser les indications et les contre-indications pour les cas particuliers ; on ne saurait en établir de générales.

Mais avant d'énumérer les maladies en particulier, sous le point de vue de leur traitement par l'eau de

Hombourg, il sera utile de porter notre attention sur certaines affections fondamentales, pour autant que nous pouvons le faire entrer dans le cercle de nos observations.

§ 21. *Action des eaux de Hombourg sur les membranes muqueuses.* Leur emploi diminue l'irritabilité des muqueuses, quand celle-ci est exagérée ; en second lieu, il leur donne une consistance plus solide et rend leur surface plus unie, quand elles étaient ramollies, relâchées, disposées à saigner ; enfin, les inflammations chroniques des membranes muqueuses, ayant le caractère torpide, échangent ce caractère contre celui d'une plus grande acuité ; en même temps la coloration de la surface malade devient plus vive, moins livide.

Les produits de sécrétion se modifient aussi, en quantité et en qualité ; d'aqueux, de visqueux, de fétides, ils redeviennent normaux ; ce changement est souvent précédé d'hypersécrétion d'un mucus gélatineux. Cet effet s'observe surtout sur le gros intestin ; la muqueuse intestinale malade est d'ailleurs impressionnée la première et modifiée avec le plus de vigueur par l'usage interne de nos eaux.

§ 22. Viennent au second rang les viscères glandulaires et ganglionnaires contenus dans l'abdomen : foie, rein, rate.

Foie. Le passage du sang à travers les capillaires du foie est rendu plus facile par l'ingestion de l'eau de Hombourg ; en même temps que la sécrétion de la bile est activée, la bile devient plus aqueuse et plus liquide ; il en ressort une indication formelle pour les cas où la bile, étant sécrétée en trop petite quantité, se trouverait par suite être trop épaisse, trop visqueuse, difficile à déplacer et prête à déposer des sédiments qui formeront des calculs biliaires et occasionneront ainsi l'ictère.

Les congestions ou hyperémies du foie, quand elles sont simples et chroniques, cèdent fréquemment avec une grande facilité et sans que le foie devienne douloureux. Il n'en est pas ainsi dans les formes plus rebelles : dans ces cas, après une dizaine, une quinzaine de jours de traitement, le foie augmente de volume et devient douloureux; cet endolorissement persiste, sans grandes variations, pendant trois ou quatre semaines (la cure étant continuée), pour céder ensuite, en même temps que le foie diminue rapidement de volume.

§ 23. L'engorgement et l'induration des *ganglions mésentériques* est souvent modifié par l'usage interne de nos eaux; leur action résolutive n'est, certes, ni aussi efficace ni aussi générale que celle des eaux salines iodo-bromurées; par contre, elles sont mieux supportées par le canal digestif.

§ 24. Les maladies des *reins* sont rarement traitées ici. Carlsbad, Vichy, Ems leur conviennent mieux en effet; celles, toutefois, qui sont combinées avec une affection hémorrhoïdale très-prononcée peuvent être avantageusement modifiées à Hombourg.

§ 25. Les engorgements de la *rate*, par contre, pour autant du moins qu'ils ne sont pas absolument incurables, sont justiciables des eaux de Hombourg; même les affections aiguës de la rate ne fournissent aucune contre-indication à l'emploi de la cure.

§ 26. *Les maladies des membranes séreuses*, traitées par l'usage interne de nos eaux, ne m'ont paru subir aucune modification. Par contre, dans quelques *affections cutanées* à caractère torpide, les fonctions de la peau ont été excitées; il est juste d'ajouter que, dans la plupart des cas observés, des bains furent administrés conjointement avec l'usage interne de l'eau. Nous avons vu dans ces circonstances des tubercules cutanés, des follicules de la peau en état d'inflammation, devenir douloureux; des dépôts de pigment dans l'épiderme pâlir ou disparaître; des affections cutanées squameuses prendre une coloration plus vive, et les squames tomber.

§ 27. L'ensemble de tous ces états morbides divers, que l'on attribue à la *pléthore abdominale*, ou mieux à la pléthore veineuse, se trouve heureusement influencé par l'usage interne de nos eaux. Les sensations de plénitude de l'abdomen, de tension, de pulsation, d'oppression, disparaissent; le teint s'éclaircit; la chaleur se distribue plus régulièrement aux diverses parties du corps, inégalement chaudes auparavant; la coloration violacée de la face, due au réseau veineux dilaté, surtout dans les régions du nez et des joues, diminue et disparaît; l'appétit se relève; les renvois, les flatuosités diminuent; les selles se règlent; l'humeur devient plus gaie, plus franche.

§ 28. *Les hémorrhoïdes* atoniques, apparaissant comme tumeurs, mais ne donnant pas lieu à des pertes de sang, deviennent saignantes sous l'influence de la cure interne; en même temps disparaissent et le prurit si désagréable et les éruptions cutanées d'apparence dartreuse. Dans les cas de ce genre, on prescrit d'ordinaire, concurremment avec le traitement interne, les bains de siége froids.

§ 29. *L'hydrémie* (ou anémie) est influencée par l'eau de Hombourg, en tant qu'elle contient du fer, comme par toutes les eaux gazeuses ferrugineuses, avec cette différence toutefois que la présence de sels purgatifs dans nos eaux empêche la constipation de se produire ; la source Louise même, qui est si riche en fer, ne constipe aucunément.

§ 30. De ce qui vient d'être dit on peut conclure à l'utilité de notre eau pour combattre le *nervosisme* consécutif à la nutrition imparfaite du système nerveux ; mais il convient d'attribuer à la situation heureuse de notre ville et à notre climat une bonne part dans les cures de ce genre.

CHAPITRE IV.

INDICATIONS ET CONTRE-INDICATIONS A L'USAGE INTERNE DES EAUX DE HOMBOURG.

Dans le chapitre précédent nous avons exposé l'action thérapeutique générale de nos eaux; en se basant sur ces données, le médecin pourrait, au besoin, juger avec plus ou moins de certitude de l'utilité de l'emploi de nos eaux pour chaque cas en particulier. Je pense néanmoins bien faire en procédant, dans les pages qui vont suivre, à l'énumération spéciale et à l'étude de toutes les espèces de maladies qu'une expérience déjà longue nous a appris être justiciables de nos eaux. En procédant dans le même ordre, nous rencontrons d'abord :

A. Les maladies des membranes muqueuses.

I. *Muqueuses des voies respiratoires.*

§ 32. *Catarrhe chronique du larynx et des bronches.* Il n'est modifié par nos eaux que lorsqu'il tient à un *état catarrhal* plus ou moins généralisé, mais non quand il est lié à une *tuberculisation* pulmonaire, ou entretenu par elle.

II. *Muqueuse du tube digestif.*

§ 33. *Catarrhe chronique de l'estomac.* Niemeyer dit : « Le catarrhe chronique de l'estomac dépend souvent d'un arrêt de la circulation dans les vaisseaux de la muqueuse gastrique. L'obstacle qui s'oppose au retour du sang et qui provoque cette pléthore locale peut avoir son siége dans la veine porte, et nous trouvons , par conséquent, que toutes les maladies du foie qui donnent lieu à une compression de la veine porte et de ses ramifications se compliquent d'un catarrhe chronique de l'estomac. » Cette forme de catarrhe gastrique , à caractère atonique, dans laquelle les aliments légers et peu excitants répugnent au malade tandis que celui-ci, sent, au contraire, le besoin de se nourrir de viandes fortes et de prendre du vin, et supporte mal les potages minces et les aliments liquides, cette variété de gastrite chronique, dis-je , est curable par nos eaux.

Ulcère simple de l'estomac. J'ai guéri fréquemment cette maladie par l'usage interne de nos sources, et j'ordonne de préférence la source Louis ou la source Louise, en faisant mêler à l'eau moitié de petit-lait au début de la cure ; quelquefois, quand l'épigastre est sensible à la pression et qu'il y a eu des hématémèses, je fais faire au patient une cure préparatoire avant de l'admettre à la source : cette cure consiste dans l'administration de 3 centigrammes de nitrate d'argent dans 60 grammes d'eau distillée, le matin à jeun, avec défense de faire usage d'aliments autres que de lait caillé, de bons bouillons épaissis avec du gruau, de la crème d'orge ou du sagou véritable.

Catarrhe intestinal chronique. J'entends expressément ne parler ici que du catarrhe simple, c'est-à-dire de cette affection chronique de l'intestin qui se manifeste pendant un temps long, soit journellement, soit par intervalles d'un jour ou deux, par une diarrhée rebelle et colliquative, mais non de celui qui est compliqué de lésions plus profondes, d'ulcérations folliculaires par exemple. On combat d'une manière très-efficace ce catarrhe simple par l'administration de petites doses (60 à 100 grammes) d'eau de la source Élisabeth, aidée d'une diète sévère, de beaucoup de mouvements actifs, de bains salins tièdes. Je fais manger, dans ce cas, des myrtilles cuits; enfin je recommande surtout aux patients d'éviter tout refroidissement et de se tenir les pieds chauds au moyen de chaussures convenables.

Constipation habituelle. Cette affection si répandue fournit à Hombourg le plus grand contingent de malades, de céux-là surtout qui mènent une vie trop sédentaire et souffrent d'hémorrhoïdes. Les causes de cette constipation sont multiples. Je citerai au premier chef :

a) *La faiblesse du mouvement péristaltique.*
b) *La faiblesse des muscles abdominaux.*
c) *La sécrétion intestinale altérée ou amoindrie*, ce qui diminue la lubréfaction des surfaces, rend les glissements plus difficiles et ralentit la circulation du contenu intestinal.
d) *Le rétrécissement d'un ou de plusieurs points de l'intestin.*

Ces deux dernières lésions anatomique et fonctionnelle sont presque toujours consécutives au catarrhe chronique de l'intestin déjà mentionné.

Il y a bien encore d'autres causes secondaires capables d'occasionner et d'entretenir la constipation habituelle; je n'ai cité que les principales, et celles surtout qui peuvent être traitées avec succès ou guéries à Hombourg; mais je dois insister sur ce point que dans le traitement de ces maladies, plus que dans celui de toute autre affection, il importe beaucoup de savoir choisir la bonne source d'abord, et d'en régler l'administration avec soin. Mais c'est ici surtout qu'il se commet beaucoup de fautes, les malades partant de ce principe que « le plus peut le moins, » et faisant, sans l'avis d'un médecin ou contrairement à cet avis, des cures trop violentes, ce qui fréquemment en compromet le succès.

Dyspepsie. Je mentionne la dyspepsie dans ce chapitre, quoique je ne voudrais nullement prétendre que ce mal consiste uniquement en un catarrhe gastro-intestinal.

La dyspepsie joue un grand rôle dans les pathologies anglaise et française ; c'est un mot commode, mais qui, au fond, sert à désigner les lésions fonctionnelles les plus diverses quant à leur nature. Quant à moi, je ne saurais appeler *dys-pepsie* que la difficulté de digérer, difficulté provenant de la sécrétion diminuée ou altérée de la *pepsine.*

Comment reconnaîtra-t-on un semblable état, et comment surtout le distinguera-t-on du catarrhe chronique de l'estomac ? Je réponds : *e juvantibus :* administrez à votre patient, à chaque repas, une dose suffisante de pepsine, et vous verrez les symptômes de la dyspepsie disparaître, si c'en est une.

D'ailleurs, l'eau de la source Louis ou Élisabeth, bue à plusieurs reprises par jour, guérit cette affection en peu de temps ; rien n'empêche, d'ailleurs, de faire continuer pendant 8-10 jours la pepsine, ou de donner un peu d'acide chlorhydrique dilué convenablement et pris après le repas ; selon les indications, on pourra ordonner comme adjuvant, soit les bains salins, soit les frictions à l'eau froide.

III. *Muqueuse des voies urinaires.*

§ 34. *Catarrhe vésical chronique.* Je ne saurais partager le préjugé des auteurs qui déclarent le catarrhe chronique de la vessie une maladie incurable ; je l'ai vu guérir maintes fois. Les causes premières de ces catarrhes sont très-variées ; il s'agit de les approfondir dans chaque cas particulier. Je ne réclame pour le traitement par l'eau de Hombourg que les cas où le catarrhe est entretenu par des *hémorrhoïdes vésicales ;* trop facilement admises et invoquées par les uns, niées à la légère par d'autres, ces hémorrhoïdes ou phlébectasies vésicales existent ; voici comment Rokitansky s'exprime à ce sujet : « Plus rarement on observe des varicosités aux veines situées immédiatement au-dessous de la muqueuse de la vessie ; nous en avons vu cependant à plusieurs reprises, et nous avons noté la rupture d'une varice sous-muqueuse située à la paroi postérieure de la vessie, rupture suivie d'hémorrhagie dans la cavité vésicale ; mais quant aux lacis veineux du col vésical, ceux-ci font exception en ce qu'ils sont *fréquemment dilatés* et turgescents. »

Voilà pour l'existence de cet état anatomique ; pour ce qui est de la doctrine qui réclame, de nos jours encore, le maintien dans les cadres de la pathologie d'une affection générale ou d'une diathèse hémorrhoïdale, j'en dirai quelques mots au § 51.

Toujours est-il que dans les cas où l'on aura reconnu l'existence d'un catarrhe vésical et qu'on aura constaté en même temps un état hémorrhoïdal du rectum, ou, pour parler le langage anatomique, des varicosités de la muqueuse rectale, et que la rupture de ces hémorrhoïdes et l'hémorrhagie qui en résulte diminuent les symptômes du catarrhe vésical ; dans ces cas, dis-je, on fera bien d'ordonner la source Élisabeth, prise à fortes doses dès le début, de manière à produire dès l'abord des selles copieuses ; en même temps, l'on ordonnera des bains de siége de 28º à 20º C. (22º à 16º R.).

Les autres cas de catarrhe vésical ne sauraient être traités à Hombourg.

IV. *Muqueuses de l'appareil génital.*

§ 35. 1º *Catarrhe chronique de la muqueuse utérine.* Les causes de ce catarrhe sont multiples : tantôt il est causé et entretenu par une maladie du parenchyme utérin : fibroïdes, infiltration carcinomateuse, polypes ; d'autres fois, le catarrhe chronique provient d'un catarrhe aigu négligé ou mal traité, ou entretenu par le coït trop fréquemment subi ; fréquemment il puise son origine dans le flux lochial, alors que les femmes en état de couche récente se sont exposées soit à des refroidissements (surtout à ceux que cause l'exposition de la région pelvienne aux courants d'air des latrines mal closes), soit à des fatigues corporelles, ou qu'elles ont fait usage d'un régime mal choisi ; enfin, il est d'observation que le catarrhe utérin chronique guérit rarement chez les femmes hydrémiques tant que l'état de leur sang n'est pas modifié.

Une autre cause du catarrhe utérin, très-fréquente, mais qui n'est pas appréciée dans toute son importance, se trouve être la congestion veineuse de l'organe malade, occasionnée généralement par des difficultés de circulation du sang de la veine porte ou par la constipation habituelle.

Les cas de ce genre, ainsi que ceux où le catarrhe est

entretenu par l'anémie, sont traités avec succès à Hombourg.

J'ordonne, quand il y a hyperémie veineuse, la source Élisabeth à forte dose et des bains de siége frais à 22° C. (18° R.); dans certains cas, j'ordonne les bains de siége froids de l'établissement hydrothérapique du Pfingstbrunnen; la patiente est placée dans une baignoire vide et reçoit l'eau à 10° ou 11° C. en douches fines et nombreuses sur la moitié inférieure du tronc; il se produit bientôt une réaction très-intense vers la peau.

Quand, au contraire, le catarrhe est entretenu par un état d'hydrémie, je fais boire l'eau de la source Louise seule ou conjointement avec celle de la source Élisabeth, et je fais prendre les bains salins ferrugineux de la localité.

Pour ce qui est des patientes dont le mal est né sur un sol scrofuleux, celles-là trouveront peut-être plus d'avantage à aller à Kreuznach ou à Nauheim, etc.; j'en excepterai cependant celles qui, étant habituellement constipées, tireront grand avantage de l'usage de la source Élisabeth, joint à celui de bains salins renforcés par une eau-mère iodo-bromurée.

2° *Catarrhe vaginal chronique.* Le plus souvent ils proviennent d'un catarrhe aigu négligé; le contact longtemps continué du produit de sécrétion morbide avec la muqueuse finit par altérer celle-ci dans sa texture; cet état secondaire, une fois établi, entretient le catarrhe et le rend rebelle au traitement.

En second lieu, le catarrhe vaginal vient se joindre à des affections chroniques de l'utérus.

Enfin, on trouve ce catarrhe presque constamment chez les personnes hydrémiques et scrofuleuses, et souvent chez celles qui souffrent de stases sanguines veineuses.

La première forme, celle qui dérive d'un catarrhe aigu, se distingue par l'acidité du mucus sécrété; le médecin la dirigera de préférence sur Ems.

Les personnes franchement hydrémiques sont à envoyer aux eaux ferrugineuses, à Schwalbach, etc.; les scrofuleuses, aux eaux iodées ou bromurées.

Celles, au contraire, qui souffrent de stase veineuse abdominale, ou celles qui sont en même temps anémiques et constipées, se rétabliront mieux et plus vite à nos sources.

§ 36. Qu'il me soit permis maintenant, en dérogeant un peu au plan que j'ai tracé, de donner ici, pour ne pas être obligé d'y revenir plus loin, l'exposé de quelques maladies du système génital, qui n'ont pas leur siége sur les muqueuses, et qui peuvent être traitées, guéries ou soulagées à Hombourg.

La métrite parenchymateuse chronique. Nous citerons, à propos de la combinaison de cette maladie avec les stases veineuses abdominales, deux passages de Scanzoni[1], le premier signalant cette stase comme affection concomitante ou consécutive, l'autre comme antérieure et causale.

« Comme complications de l'infarctus chronique de l'utérus, on observe la dilatation variqueuse des veines des organes voisins, surtout de celles des ligaments larges, du vagin, de la vessie, du rectum, et le catarrhe chronique des muqueuses tubaire et vésicale, les adhérences de l'utérus aux parois abdominales, l'hyperémie chronique des ovaires et leur dégénérescence cystique. » Et plus loin : « L'infarctus (engorgement) chronique n'est pas toujours le résidu d'une mé-

---

[1] *Traité des maladies des organes sexuels de la femme,* p. 141 et 447.

trite aiguë; souvent il est la suite d'une hyperémie de l'utérus déterminée par des obstacles circulatoires qui ont leur siége dans les organes pelviens. »

Ces observations si importantes ont certainement été vérifiées par tous ceux qui ont occasion de voir beaucoup de maladies des femmes; certes, plus souvent qu'on ne le pense généralement, la pléthore abdominale s'accompagne de tuméfaction de l'utérus.

§ 37. *Déplacements de l'utérus.* Abaissements, chutes, antéversions et rétroversions, tout cela est causé le plus souvent, soit par un engorgement congestif, soit par un relâchement des ligaments utérins; ajoutons à ces causes le poids des intestins, dans la constipation habituelle; l'emploi de nos sources est ainsi parfaitement indiqué, et cela surtout parce qu'elles joignent à leur vertu évacuante une action tonique. Et, en effet, ayant traité dans ces dernières années bon nombre de maladies de femmes, j'ai obtenu les résultats les plus satisfaisants, et j'ai pu m'assurer par ma correspondance et les nouvelles qui ne cessent de m'arriver que, chez la plupart des dames auxquelles j'ai donné des soins, la guérison s'est parfaitement maintenue.

Voici comment je règle la cure dans ces cas : le matin, la source Élisabeth; le jour, les sources Louis ou Louise, parfois une eau ferrugineuse étrangère à la localité. J'ajoute, s'il y a encore de l'acuité dans les symptômes, sensibilité à la pression de l'hypogastre, des bains de siége tièdes, frais ou froids; ces derniers trouvent leur emploi surtout dans les cas où le mal tient au relâchement des ligaments et des parois abdominales; parfois les douches en pluie sont d'un bon effet.

Quand l'utérus est le siége d'un engorgement atonique, j'ordonne toujours, si c'est autrement possible, des bains chauds salins, additionnés de plusieurs litres d'eau-mère de Kreuznach ou de Nauheim, pendant lesquels je fais prendre des douches ascendantes vaginales; mais j'évite l'emploi du spéculum fenêtré, en raison des inconvénients que j'ai observés et qui me le font regarder comme nuisible et ne remplissant pas son but. Dans quelques cas, il faudra recourir, cela va sans dire, au traitement local.

§ 38. *Prurit de la vulve et du vagin.* J'ai observé ces affections plus souvent dans ces dernières années.

L'administration des sources Élisabeth et Louise a donné du soulagement; combinée avec l'usage des bains de siége froids, elle a fait obtenir, sinon une guérison durable, du moins de l'amélioration dans tous les cas, à l'exception d'un seul, où il y avait complication de carcinôme du col.

V. *Catarrhe de l'organe de l'ouïe.*

§ 39. Il est singulier que, pendant une trentaine d'années, tandis que l'anatomie pathologique faisait faire de si grands progrès à l'art de guérir en général, l'étude anatomo-pathologique des organes de l'ouïe ait été tant négligée; il n'en faut priser que plus haut les récents travaux des spécialistes sur la matière; nous avons appris par eux que la plupart des affections de l'ouïe dépendent du catarrhe de la muqueuse qui tapisse l'oreille moyenne; moi-même, m'étant appliqué pendant une série d'années à l'étude des maladies de l'oreille, j'ai pu vérifier à mon tour ces résultats de l'observation.

Dans l'état actuel de la science, il est difficile de se

prononcer sur le rôle plus ou moins grand qu'il faut assigner à la surdité purement nerveuse.

Il existe ici, comme à Nauheim, un appareil dit *bains de gaz*, et dans lequel on administre, non-seulement des bains entiers de gaz, mais aussi des douches de gaz locales; l'on y trouve, tous les matins, une réunion assez nombreuse de personnes assises autour d'une table ronde, dont le centre sert de point d'insertion aux tuyaux flexibles qui fournissent le gaz pour les usages qu'on veut en faire : les uns dirigent le jet, passant à travers un ajutoir en forme de crible, sur la conjonctive ; d'autres introduisent la canule dans le canal auditif externe ; ce sont des essais qui ont pour le moins l'avantage du bon marché, car on prend ces douches gratis. Quant à moi, je fais usage de ces douches gazeuses dans les affections de l'oreille : quand j'ai constaté sur un patient un catarrhe de l'oreille moyenne, ou que le patient m'est adressé, avec ce diagnostic, par un spécialiste en qui je puis avoir confiance, je dirige, au moyen d'une sonde, le jet de gaz dans la trompe d'Eustache du patient.

J'ai observé, à la suite de cette manipulation, que l'ouïe devenait parfois meilleure pour les distances, et j'ai pu, dans quelques cas, m'assurer que ce mieux avait de la durée ; je ne saurais préciser, il est vrai, si c'est la douche de gaz ou si c'est l'usage interne des eaux, ou les bains salins, qui ont eu la plus grande part dans ce résultat ; cela tient à ce que personne ne fait usage des douches de gaz sans recourir en même temps, selon les indications, au traitement interne ou externe par les eaux.

B. Maladies des glandes et des ganglions contenus dans l'abdomen.

I. *Maladies chroniques du foie.*

§ 40. La vertu curative des eaux de Hombourg est généralement estimée trop grande pour ce qui est des affections du foie ; pour mieux dire, il nous en arrive bon nombre de celles qui auraient dû être dirigées sur d'autres stations et de celles qui ne sont pas curables par une eau quelconque. La faute en est à nous, médecins de ces eaux, peut-être ; dans tous les cas, pour ma part, je pense remplir un devoir en précisant, plus qu'on ne l'a fait jusqu'ici, celles d'entre les affections du foie que l'expérience acquise a permis de déclarer curables par le moyen de nos sources.

§ 41. 1° L'*ictère* dû au rétrécissement des canaux cholédoque ou hépatiques, alors surtout que ce rétrécissement provient de l'épaississement catarrhal de la muqueuse des voies biliaires, et que cette affection catarrhale fait des récidives fréquentes à la suite d'un catarrhe intestinal chronique concomitant.

2° Le *foie gras* joint à une *gastro-entérite* chronique.

3° L'*hyperémie atonique* du foie, surtout celle d'origine paludéenne ; Frerichs dit à ce sujet : « Des médecins qui ont pratiqué sous les latitudes très-chaudes ont observé que, par un séjour prolongé dans ces pays, et sans qu'il y ait maladie proprement dite, le foie augmente très-fréquemment de volume. »

C'est cette forme que nous avons fréquemment occasion d'observer sur les Hollandais et les Anglais qui ont habité longtemps l'Inde et les colonies. De toutes les affections du foie, ce sont certainement les plus favorables pour la cure à nos sources, puissamment aidées dans leur action thérapeutique par l'air sec et pur de notre région montagneuse.

Pour les calculs biliaires, Hombourg est dans un rang inférieur, et cède décidément le pas aux stations thermales alcalines, à Carlsbad, Ems, Vichy; cependant il empêche la formation de nouvelles concrétions.

§ 42. Pour les affections qui viennent d'être nommées, c'est toujours la source Élisabeth qui est indiquée, et j'ordonne fréquemment de faire tiédir l'eau puisée à la source, avant qu'elle ne soit bue ; deux moyens sont en usage pour obtenir cet effet; le premier consiste à faire chauffer au bain-marie jusqu'à 40° C. l'eau fraîchement puisée dans le verre ; cette manière de faire est préférable à l'autre, qui consiste à mêler une certaine quantité d'eau bouillante à l'eau froide; et cela pour deux raisons : d'abord parce qu'il se perd moins de gaz carbonique; ensuite parce qu'il se fait moins de dépôts salins. Quand les circonstances le permettent, je fais encore prendre des bains salins.

II. *Maladies de la rate.*

§ 43. *Engorgement chronique de la rate.* Cette affection est rapidement et sûrement guérie à Hombourg; il est difficile de dire la part qui revient à l'eau et celle qui revient au climat; leur action se combine d'une manière tellement heureuse qu'on trouverait difficilement une localité présentant les mêmes avantages.

III. *Affection scrofuleuse.*

§ 44. Je n'ai certes pas l'intention de faire une réclame, au profit de Hombourg, et au détriment des eaux iodo-bromurées, en ce qui regarde le traitement de la scrofule; en attendant, il existe bon nombre de cas, comme j'ai pu m'en assurer dans le cours d'une pratique de plus de vingt ans, où, en raison de lésions fonctionnelles profondes du canal digestif, ces eaux salines étaient mal supportées, tandis que les nôtres l'étaient très-bien; dans ces cas, l'indication est formelle; il va sans dire que nous ordonnons en même temps l'emploi de nos bains salins, et nous ne nous faisons pas faute de les renforcer par l'addition des eaux-mères de Kreuznach ou de Nauheim, en plus ou moins grande quantité, selon les cas; la même chose se pratique également à Kreuznach et à Nauheim, et certes ces bains moitié artificiels auront la même action, n'importe où on les prendra; la thèse contraire serait bien difficile à soutenir.

Ainsi, tandis que la réputation des eaux de Hombourg pour la cure des maladies du foie est surfaite, leur efficaté pour combattre la scrofule est moins prisée qu'elle ne mériterait de l'être.

Je ne suis pas de l'avis de ceux qui pensent juger sans appel le degré et le genre d'action d'une eau d'après son analyse chimique; mais déjà la comparaison de la composition de nos eaux avec celle des eaux antiscrofuleuses les plus réputées aurait dû établir leur analogie et pousser dans la voie des recherches expérimentales.

Les scrofuleux, d'ailleurs, sont rares dans notre contrée, et cette autre circonstance aurait encore pu engager à tenter l'essai de nos eaux. Quant à moi, je n'instituai les miens que dans ces dernières années, et je fus dès l'abord émerveillé des résultats que j'obtins.

Ainsi, sans amoindrir les mérites de Kreuznach, de Nauheim, d'Oynhausen, etc., je pense pouvoir formuler ainsi les indications pour l'emploi de l'eau de Hombourg contre la scrofule :

Dans la plupart des cas de scrofulose, notamment chez des individus irritables ayant les organes respiratoires délicats, Kreuznach est préférable ; Hombourg, par contre, l'emporte, d'abord dans les formes atoniques, surtout quand il y a catarrhe intestinal concomitant, car, dans ce cas, la source Élisabeth de Kreuznach est mal supportée ; ensuite quand il y a constipation habituelle, et, enfin, quand avec la scrofule il y a un état d'hydrémie.

IV. *Maladies des reins.*

§ 45. Les maladies des reins arrivent rarement à notre observation, avec raison sans doute.

J'ai eu cependant occasion d'observer, dans un cas de néphrite goutteuse, les bons effets de l'eau des sources Élisabeth et Louis ; l'observation concerne un propriétaire du Rhin inférieur, âgé de 57 ans, très-anémique, ayant presque toutes les articulations garnies de tophus, souffrant de catarrhe chronique de l'estomac et de néphrite chronique avec gravelle urique ; il avait essayé des thermes d'Ems et de Carlsbad, mais ne les avait pas supportées. Je commençai la cure par l'eau de la source Louis, prise en quantité modérée ; puis, au bout de quelques jours, je passai à la source Élisabeth, réservant l'eau de la source Louis pour le soir, et je fis prendre en même temps des bains salins; ce traitement modifia en bien la fonction digestive et l'hydrémie; il partit avec l'urine beaucoup de dépôts uriques, les douleurs néphrétiques et articulaires cédèrent, et le malade, revenu à un état très-tolérable, put partir au bout de cinq semaines; l'hiver suivant, il eut un léger accès de goutte, qui respecta les reins.

§ 46. Je vais résumer en quelques mots ce que j'ai pu observer concernant l'action de nos eaux sur les *diabétiques*.

En 1847, dans le mémoire que je publiai alors (*Pharmako-dynamische Bedeutung der Mineralbrunnen zu Homburg*), je pus annoncer la guérison d'un glucosurique par l'emploi de la source ferrugineuse. Le hasard me fit rencontrer mon patient de 1846, il y a huit ans, c'est-à-dire dix-huit ans après sa cure; il avait l'apparence d'un homme sain et robuste.

Depuis lors, j'ai vu à plusieurs reprises le sucre diminuer ou disparaître de l'urine des diabétiques pendant qu'ils buvaient à la source ferrugineuse; mais je n'ai pas eu de nouvelles ultérieures de ces patients; j'ai su cependant que deux d'entre eux ont dû succomber à la phthisie.

C. Maladies de la peau.

Hombourg ne jouissant d'aucune réputation pour les affections cutanées, celles-ci ne se présentent à notre observation que lorsqu'elles existent concurremment avec des maladies qui exigent l'usage de nos eaux; je pense d'ailleurs que, pour les affections de la peau qui ne sont pas à traiter par le traitement local seulement, mais qui exigent de plus une cure interne, celle par notre eau sera toujours indiquée pour les cas où il existe des stases veineuses, de la constipation ou un catarrhe de l'intestin.

Pour celles qui commandent l'emploi des eaux salines, renforcées par les eaux-mères iodo-bromurées, il sera tout aussi bon de les traiter ici qu'ailleurs.

Je ne saurais, d'ailleurs, attribuer à nos eaux aucune vertu spécifique contre les maladies de la peau.

Pour ce qui concerne l'*eczéma chronique*, je dois faire remarquer que j'ai pu vérifier parfaitement, dans une cinquantaine de cas au moins, la vérité de ce qu'avance Beneke dans son travail sur les thermes chlorurées de Nauheim, à savoir d'abord : que cette maladie ne suppose pas de toute nécessité l'existence d'une diathèse scrofuleuse ou d'une affection du système nerveux, mais qu'elle peut se développer chez des individus ayant les apparences d'une excellente constitution ; ensuite : qu'ici comme là, il se produit un mieux trèssensible et même frappant dans la période qui suit de près la cure par notre eau.

Cet effet prolongé et tardif de l'usage d'une cure interne s'est aussi montré dans quelques cas de *psoriasis* ; dans le traitement de cette affection, j'attribue une grande importance au régime : je prescris l'usage exclusif des viandes, auxquelles je permets d'associer un peu de pain blanc sec ; je défends absolument les fruits crus ou cuits.

Des bains de goudron minéral m'ont parfois donné de bons effets dans le traitement du psoriasis.

§ 48. C'est ici le lieu de dire quelques mots sur le traitement d'une affection, fort obscure quant à ses causes, et sur laquelle on trouve des notions peu satisfaisantes dans la littérature médicale : j'entends parler de la *furonculose*. J'ai observé, pour ma part, que cette éruption successive et incessante de furoncles est presque toujours accompagnée d'un catarrhe chronique de l'estomac ou de l'intestin, ou se trouve chez des individus qui sont sujets à ces affections du tube digestif.

Rarement on nous adresse du dehors des patients porteurs de cette très-ennuyeuse maladie, mais nous avons fréquemment occasion de l'observer chez les habitants de Hombourg même. J'ordonne l'eau de la source Élisabeth et les bains salins chauds, et j'ai toujours eu lieu de m'applaudir de ce traitement : les nouveaux furoncles, s'il en apparaît, sont plus petits, mûrissent plus vite, et les symptômes gastriques se modèrent.

En septembre 1865, un malade originaire de la Suisse vint à Hombourg, sur l'avis d'un de ses amis, pour y chercher guérison d'une furonculose dont il souffrait depuis un an ; je comptai jusqu'à cinquante cicatrices d'anciens furoncles, aux fesses, au périnée, au scrotum, au dos, aux cuisses, et cinq furoncles en voie d'évolution ; le malade était amaigri, d'aspect cachectique ; langue chargée, anorexie, sentiment de pression à l'épigastre, constipation alternant avec de la diarrhée.

J'ordonnai la source Élisabeth pour le matin, la source Louis pour le soir et des bains salins ; je fis consister la nourriture uniquement en potages gras, viande, pain blanc ; la boisson en eau et vin de Bordeaux.

Les furoncles récents, incisés à mesure qu'ils entraient en suppuration, guérirent vite ; il vint encore une série de quatre, tout petits d'ailleurs, et dont deux arrivèrent à développement ; les autres avortèrent sans suppurer.

L'appétit et le sommeil revinrent, le faciès devint bon, et le patient put partir après cinq semaines. Il n'a plus eu de furoncles depuis, comme il me l'a dit lui-même l'année suivante.

D. Maladies de l'hémato-poïèse.

§ 49. *Pléthore veineuse, pléthore abdominale.* Avec Naumann, j'entends par pléthore veineuse la prédominance du sang veineux sur le sang artériel, et, comme lui, je la considère, non comme une affection primitive, mais comme un état consécutif, provenant surtout d'une diminution de sécrétion du liquide biliaire, dont les éléments sont fournis par le sang de la veine porte.

Nos sources, celle d'Élisabeth surtout, sont spécifiques en quelque sorte contre cet état et ses suites.

Il est probable qu'on doit considérer comme une de ses affections consécutives :

§ 50. *La disposition aux hémorrhoïdes.* Ce n'est pas ici le lieu d'examiner s'il existe une *dyscrasie hémorrhoïdale* primitive, ou si les dilatations veineuses de l'anus même et des régions voisines sont à considérer comme une affection purement locale. Je suis d'avis que les vraies tumeurs hémorrhoïdales exigent deux conditions pour se produire : la première, c'est la pléthore veineuse constitutionnelle ; la seconde, c'est une modification pathologique survenue dans la texture de la veine et dépendant le plus souvent d'une disposition héréditaire.

Les eaux de Hombourg en général, celle de la source Élisabeth en particulier, sont indiquées dans toutes les formes d'hémorrhoïdes à peu près ; autant dans les formes torpides, où il existe des boutons hémorroïdaux qui ne saignent pas, que dans les formes accompagnées de flux intense et occasionnant des procidences de la muqueuse gonflée ; ces dernières, fréquentes chez les habitants du Nord, Russes, Suédois, exigent l'usage de cures répétées plusieurs années de suite.

§ 51. *Goutte*. Je pense, sans pouvoir en établir d'une façon certaine le mécanisme pathogénique, que la goutte est sœur de l'affection hémorrhoïdale, et qu'elles sont toutes deux filles de la pléthore veineuse.

Je pense qu'elle se développe surtout alors qu'à une disposition héréditaire viennent se joindre et l'habitude des grands dîners et celle des vins généreux, surtout de ceux qui sont encore trop jeunes ; enfin les refroidissements fréquents engendrant les affections rhumatismales. Il est certain, d'ailleurs, que de grandes attaques de goutte cessent parfois subitement avec l'apparition du flux hémorrhoïdal, et que la source Élisabeth, prise en dehors des attaques aiguës, fait merveille. Pour achever la cure, j'envoie les patients à Wiesbaden ou à Wildbad.

§ 52. *Maladies chroniques des yeux*. S'il est vrai que les dispositions primitives qui engendrent les lésions de la fonction auditive sont ou scrofuleuses ou anémiques ou rhumatismales, celles, au contraire, qui causent et entretiennent la plupart des affections oculaires rebelles sont la constipation habituelle et la pléthore veineuse. Inutile de dire que nos sources conviennent dans ces cas.

§ 53. *Hydrémie*. Je préfère ce terme à celui d'ané-

mie, d'*oligémie*, de *chlorose*, de *pléthore séreuse*, parce qu'il exprime le mieux la nature de l'affection que tous ces autres noms sont destinés à désigner; l'*anémie* absolue est incompatible avec la vie, cela va sans dire; le mot d'*oligémie* s'appliquerait mieux que tout autre à l'état dans lequel se trouve le corps dans les premiers moments qui suivent une forte hémorrhagie; mais au plus tard dans l'espace de quelques jours, souvent aussi au bout de quelques heures, la masse du sang se répare quant au volume, mais reste différente encore quant à la composition; on constate alors que les globules rouges sont en proportion moindre qu'à l'état normal; le contraire s'observe pour le sérum et pour les globules blancs.

Ce défaut dans la proportion des corpuscules blancs et rouges se corrige rapidement quand le corps est sain; mais lorsque cette disproportion persiste ou s'établit à la longue, la cause réside dans les divers organes qui président à la formation du sang, et notamment dans une maladie de l'estomac, ou des ganglions lymphatiques, ou de la rate; sans hémorrhagie antérieure, et par le fait seul d'une atonie fonctionnelle de ces organes, il peut se développer une *hydrémie*, ou, dans des circonstances assez peu connues, une *leukémie*.

Je me range à l'avis de ceux qui pensent que la rate est chargée de changer au passage les corpuscules de la lymphe en globules rouges; il est vrai qu'on trouve déjà dans le chyle des globules rouges[1]; mais il est à croire que ces globules y ont été transportés avec la lymphe de la rate[2], du foie ou de l'intestin.

Les leucocytes sont ou des corpuscules lymphatiques

---

[1] W. Kühne, *Lehrbuch der physiologischen Chemie.*
[2] Il n'est pas certain cependant qu'il pénètre des lymphatiques dans la rate.

qui n'ont pas encore passé la rate, ou bien qui sont incapables de se changer en corpuscules rouges ; j'ai constaté la présence de globules blancs dans le sang de la veine splénique chez le mouton, mais je pense en avoir constaté davantage dans le sang de l'artère que dans celui de la veine.

Je ne suis pas sans avoir connaissance de ce qu'a écrit Eulenberg dans le *Journal balnéologique* de Spengler au sujet de la différence à établir entre la chlorose vraie et la pléthore séreuse ; mais, malgré la haute estime et l'amitié que je porte à l'auteur, je ne saurais me ranger à son avis : je constate que l'on a coutume d'appeler *chlorose* cette hydrémie qui se développe chez les jeunes filles à l'époque de la puberté, mais je ne saurais découvrir aucun caractère qui fût capable de différencier le sang des chlorotiques d'avec celui de tout autre état hydrémiqne ; on rencontre à tous les âges et dans les deux sexes, et chaque fois que le sérum est en trop forte proportion vis-à-vis des globules rouges, les mêmes symptômes morbides ; et si, par hasard, la symptomatologie vient à varier, cela tient précisément aux différences d'âge et de sexe, mais non à des différences de composition du sang.

Étant donné un cas d'hydrémie, on s'empresse de faire consommer au patient ou (plus souvent) à la patiente des doses plus ou moins grandes de quelque préparation ferrugineuse, sans s'inquiéter, pour l'ordinaire, de l'origine première de cet état du sang. Ceci est une grande faute ; car l'indication thérapeutique se règle sur la cause première. Si celle-ci réside dans une affection de l'estomac, il faudra ordonner, pour obtenir la guérison de l'hydrémie, le changement d'air, celui du régime alimentaire, et parfois l'usage de la pepsine, d'une eau gazeuse simple, souvent celui du vin de Bordeaux pris journellement par un ou plusieurs verres.

D'autres formes d'hydrémie, celles qui tirent leur origine de l'affection des ganglions lymphatiques, cèdent à l'emploi de l'iode ou de l'iodure de fer à petite dose, tandis que le fer seul ne rend aucun service.

Sans aucun doute, la plupart des états hydrémiques sont dus à une affection de la rate; et alors le fer et le manganèse sont formellement indiqués, dût-il y avoir en même temps une maladie chronique de l'estomac; seulement il faut ménager les doses plus qu'on ne le fait généralement; le fer exerce-t-il son action sur le sang, dans ce cas, ou bien est-il un agent curatif de l'affection splénique? c'est ce que je ne saurais décider pour le moment.

Une observation que j'ai faite à maintes reprises, depuis des années, me porte à penser que le fer est franchement absorbé et porté dans le sang chez les hydrémiques; voici en quoi elle consiste · Les personnes replètes, ayant le sang riche, ont, dès qu'elles se mettent à boire à la source Élisabeth, des selles abondantes, féculentes, de couleur vert-bouteille ou noirâtre, dans lesquelles on peut constater la présence du fer en quantité pondérable; par contre, les personnes hydrémiques presque toutes, et notamment les jeunes femmes, ont besoin de consommer quatre à cinq verres d'eau minérale de 250 grammes chacun pour avoir une selle; encore est-elle d'ordinaire peu copieuse; parfois même il n'y a pas d'évacuation alvine du tout, même avec cette dose; mais quand il y en a une, la selle n'est pas de couleur foncée, mais conserve sa couleur ordinaire; le fer s'y trouve tout au plus en quantité minime. Mais, à mesure que le teint de la patiente, devenant plus frais et plus rosé, indique que le manque des globules rouges est en train de se réparer, la puissance laxative de l'eau augmente, et les selles se colorent par du fer.

Je ne trouve, pour ma part, qu'une seule explication plausible pour ce fait d'observation : voyez ce qui se passe lorsque le corps, ayant perdu de son eau par excès de sécrétion ou de perspiration des surfaces pulmonaire, cutanée ou intestinale, et averti de cet état du sang par la sensation de la soif qui en est la suite, reçoit de l'eau en boisson : le corps s'en empare immédiatement, en l'absorbant d'abord, et en la retenant.

Il en sera de même alors que l'organisme, malade par manque de sang rouge, ayant par suite besoin de recevoir du fer, s'empare par *attraction élective* de celui qu'il trouve dans l'eau de la source Élisabeth.

Mais ceci n'est possible qu'à une condition : il faudra que l'eau soit absorbée en entier par l'estomac ou par l'intestin grêle, et n'arrive pas ou n'arrive qu'en quantité minime dans les portions du canal intestinal où elle pourrait exercer une action laxative ; au fur et à mesure que le sang est saturé de fer, et que le besoin de recevoir du fer s'éteint dans l'organisme, l'eau ne sera plus absorbée avec autant de vitesse par l'estomac, arrivera en plus grande quantité dans le gros intestin et se retrouvera dans les selles, avec le fer qu'il contient, et délayant les résidus de la digestion.

Je ne doute pas que tout médecin expérimenté n'ait remarqué que, dans certaines circonstances, le fer ne peut rien contre l'hydrémie.

Je me rappelle, entre autres, que, l'été dernier, je fus consulté par une dame hydrémique ayant des cheveux blonds, et qui, dans l'espace de quatre mois, avait fait usage de toutes sortes de préparations martiales et d'eaux ferrugineuses sans en retirer le moindre effet ; en procédant à l'examen du ventre, je découvris un engorgement des ganglions mésentériques; j'ordonnai, en conséquence, de l'iodure de potassium, puis du sirop d'iodure de fer, le séjour à l'air, la diète animale, etc. Au bout d'une quinzaine de jours, la patiente avait déjà meilleure mine; les autres symptômes de l'appauvrissement du sang étaient disparus au bout de quatre semaines.

Après ces considérations, on comprendra facilement pourquoi et comment nos sources parviennent à guérir certaines formes d'hydrémie ayant résisté à toute espèce de médication faite à domicile.

En considérant la chose de près, on se convaincra aisément que la cure à Hombourg offre des avantages réels pour le traitement de l'hydrémie, et cela sans invoquer l'effet que produit tout changement d'air, et celui que produit sur les individus pauvres de sang notre excellent climat.

En effet, la composition de nos sources est telle, qu'elle contient des principes efficaces à opposer à tous les éléments de l'hydrémie: l'acide carbonique et le chlorure sodique sont des modificateurs puissants de la surface intestinale ; le chlorure calcique et le bromure magnésique agissent sur le système lymphatique ; le fer et le manganèse guérissent les maladies de la rate.

Certainement il faut faire la part large aux composés martiaux contenus dans nos eaux, dans l'action antianémique qu'elles exercent; c'est ainsi que la source Louise contient 0,46813 grain de bicarbonate ferreux par livre de 16 onces ou de 7680 grains (6 centigrammes par litre).

Mais d'autres sources, la source Elisabeth, qui n'en contient que 0,24545 (3 centigrammes par litre), et même la source Louis, qui n'en contient que 0,11251 (14 milligrammes par litre), lesquelles sources sont donc moins riches en fer, et, par contre, assez fortement laxatives, ces sources, dis-je, produisent parfois en 6 ou 7 jours un changement très-marqué dans le teint, et relèvent les forces ; cet effet s'explique par les considérations qui viennent d'être exposées ; ajoutez à cela que l'eau de ces sources et les promenades au grand air réveillent l'appétit à un haut degré ; que les repas consistent principalement en viandes prises en quantité ; ce qui fait un contraste extrême avec le genre de nourriture habituelle des personnes hydrémiques, lesquelles, surtout celles qui mènent une vie sédentaire, ont généralement une aversion profonde pour ce genre de nourriture.

§ 54. *États consécutifs à l'hydrémie.* Comme tels, je mentionne, outre la *leucorrhée*, dont il a déjà été question, l'*aménorrhée* et la *dysménorrhée* ; elles cèdent généralement à une cure de cinq à six semaines.

Règle générale : les personnes anémiques aiment à prendre les bains très-chauds ; mais je ne permets pas souvent l'usage de nos bains minéraux chauffés habituellement entre 25 et 27° R. (environ 31 à 34° C.) ; je donne la préférence aux douches froides en pluie et aux bains de siége froids.

E. Maladies des nerfs; névroses.

Fièvre intermittente.

§ 55. Quand bien même, ce qui est encore en litige, les engorgements de la rate seraient, dans tous les cas, l'effet et non la cause des fièvres intermittentes, il n'en est pas moins certain que la récidive des fièvres d'accès est à craindre tant que la rate n'est pas revenue à son volume normal.

On peut donc, sachant, comme je l'ai dit, que nos sources dégorgent la rate tuméfiée, s'attendre, *a priori*, à leur trouver une grande efficacité contre les suites des fièvres paludéennes. Et, en effet, des individus ayant habité des pays à *malaria*, ayant la rate tuméfiée, parfois le foie malade, déjà hydropiques et tombés en cachexie, gravement malades enfin, et désormais rebelles à l'effet de la quinine, retrouvent à Hombourg leur santé en un temps étonnemment court.

Je dois ajouter cependant que la guérison peut s'obtenir, quoique plus lentement, même sans cure interne, par le seul effet de l'air sec et vivifiant de notre région montagneuse, qui ne permet à aucune fièvre palustre ni de naître ni de durer.

Névralgies.

§ 56. Les névralgies sont à traiter par nos eaux alors qu'elles sont jointes à un état d'atonie de l'assimilation ou à une dyscrasie bien avérée.

Je note, comme formes principales qui ont été modifiées à Hombourg, les suivantes :

1º La *céphalalgie.*
2º La *prosopalgie* (névralgie du nerf trijumeau).
3º La *cardialgie*, surtout celle de nature goutteuse.
4º La *névralgie des organes génitaux chez l'homme*, savoir : celle de la branche antérieure du nerf inguinal et la névralgie du plexus spermatique.

Je rappellerai d'abord un cas que j'ai décrit au long en 1847 : le patient avait eu antérieurement dix blennorrhagies ; il avait souffert, au dire de ses médecins, du *tabes dorsalis*, suite d'onanisme; il fut pris de douleurs des nerfs sensitifs du cordon, du scrotum et du pénis, d'une intensité telle que pendant les accès il ne pouvait pas marcher autrement qu'en courbant fortement le dos; le carbonate de fer donné à l'intérieur et les frictions de pommade camphrée firent cesser les accès pendant quelque temps; plus tard (1846), l'usage de notre source ferrugineuse (Stahlbrunnen) amena une guérison complète et qui s'est maintenue jusqu'à ce jour.

Depuis j'ai observé encore quelques névralgies de cette région, analogues mais moins intenses, et je les ai toutes vu se terminer heureusement par l'usage interne de nos eaux.

Angine de poitrine. J'entends parler de la forme que Romberg décrit sous le nom d'*hypéresthésie du plexus cardiaque*. La plupart des cas réunis par Forbes, dans lesquels l'examen anatomique a démontré l'existence de maladies du foie, ou de maladies organiques du cœur, ou des gros vaisseaux ou de l'aorte, ou des ossifications des artères coronaires, etc., ne sont pas de notre ressort, pas plus que les cas décrits par Piorry.

Dans la forme spécifiée par Romberg, nous avons vu de très-bons effets de l'emploi prolongé de la source Louise.

III. *Hypéresthésies*.

§ 57. *Hystérie*, surtout celle créée ou entretenue par des leucorrhées rebelles ou des dérangements digestifs.

Je joins à l'administration des eaux les ablutions et les bains de siége froids.

Hypochondrie. Les hypochondriaques sont la terreur

des médecins en général, et plus encore des médecins des eaux, alors que ceux-ci sont obligés, au plus fort de la saison des eaux, de compter les minutes.

Néanmoins je suis enchanté chaque fois qu'un hypochondriaque de la bonne espèce vient réclamer mes conseils, et cela non-seulement parce que l'observation suivie de ce genre de souffrances excite chez moi un grand intérêt scientifique, mais surtout parce que j'entreprends la cure de ces personnes tant tourmentées et fort à plaindre, avec l'assurance presque certaine de réussir. Il est juste de dire qu'un traitement de ce genre exige un temps long, de 5 à 10 semaines, et réclame le retour du patient pour l'année suivante, le mal dût-il paraître guéri ; plus tard, les récidives sont rares.

Généralement la guérison ne s'achève qu'après la cessation de la cure, en sorte que nous l'apprenons par les lettres de remercîments de nos patients plus souvent que nous ne la constatons pendant leur séjour.

La médication comprend, dans ces cas, outre l'usage de la source Élisabeth, les longues promenades, le séjour presque constant à l'air libre, la gymnastique médicale, un régime sévère, des frictions à l'eau froide, des douches fines et des bains de siége froids ; je recommande de commencer la cure dès le début de la bonne saison.

F. Anomalies de nutrition.

1º *Polysarcie, Embonpoint exagéré.*

Qui n'a entendu parler du système de Banting, dirigé contre cet état ? C'est, il faut l'avouer, une humiliation méritée, pour nous médecins, compatriotes de Liebig, dont l'Allemagne s'honore, d'avoir laissé à un homme étranger à notre pays et, qui plus est, étranger

à la médecine, le soin de découvrir une méthode rationnelle de traitement de cet état gênant et incommodant,
et cela après que Liebig eut parfaitement établi et défini
les causes qui président à la formation et au dépôt des
graisses dans le corps vivant.

Pour ce qui est de nous, depuis 27 ans nous avons
coutume de faire boire la source Elisabeth et celle de
l'Empereur; la réputation de Hombourg contre l'excès
de corpulence n'est, du reste, plus à faire; il suffira à
chacun qui voudra s'assurer *de visu* que cette renommée va en croissant, de venir passer en revue, le matin,
aux sources, la longue file des promeneurs, et de compter ceux dont la tournure trahit trop clairement les mo-
tifs de leur assiduité.

Nous allons examiner, les unes après les autres, les
diverses circonstances qui peuvent, par leur ensemble,
concourir à l'effet désiré :

Citons, en premier lieu, l'effet franchement purgatif
de nos sources; en effet, tous les laxatifs salins font
maigrir, comme on sait; mais aucun n'est supporté
longtemps à l'égal des eaux naturelles salines.

Citons, en second lieu, l'air oxygéné et sec de nos
montagnes, qui, à la faveur des promenades rigoureu-
sement ordonnées, opère la combustion respiratoire des
principes hydro-carbonés sur une large échelle.

Citons encore le régime des viandes, sur lequel on
doit toujours insister.

Enfin, le fer contenu dans nos sources exerce un
double effet: d'abord il augmente l'énergie des organes
musculaires et rend possible par là l'exercice plus intense de leur fonction; ensuite il contrarie la formation
des corps gras, en activant celle des globules rouges.
J'emprunte à Vogel le passage suivant[1] :

[1] *Korpulenz etc.*, p. 43, § 11.

« Il ne s'agit pas seulement de tenir compte de la quantité d'oxygène qui est introduite dans le poumon. Il faut encore, pour arriver à produire son effet, qu'il soit répandu dans tout le corps. Cette diffusion s'opère au moyen du sang, ou, pour mieux dire, par l'intermédiaire des globules rouges. Ceux-ci s'emparent de l'oxygène introduit dans les poumons par la respiration et le répandent dans le corps entier. C'est pourquoi il faut compter, parmi les circonstances qui règlent le plus ou le moins de la destruction des corps gras dans le corps, la quantité de sang, ou mieux celle des globules rouges. A mesure que, dans les limites que comporte l'état de santé (car dans les états d'aglobulie plus prononcés, qui sont déjà la maladie, il y a des troubles plus profonds de la nutrition, lesquels, par eux-mêmes, tendent à diminuer la production de graisse), les globules rouges sont en moins, la graisse se déposera en plus, et, *vice versa*, la présence des globules en quantité considérable agit en sens contraire et diminue l'embonpoint. C'est pourquoi la jeunesse, pendant laquelle la richesse du sang en globules rouges est plus grande, est moins disposée à la corpulence ; c'est pour cela encore que, chez le sexe féminin, où le sang est un peu moins pourvu de globules, cette disposition aux dépôts de graisse s'observe plus généralement que chez les hommes. De petites pertes de sang habituelles ou de petites saignées répétées favorisent la production de graisse.»

Je compte par centaines les cas de corpulence exagérée heureusement traités à Hombourg ; mais je me bornerai à en citer trois des plus remarquables :

§ 59. Le premier cas a trait à la dame d'un employé du Rhin inférieur ; elle avait une stature moyenne, 40 ans d'âge environ, et pesait 240 livres (120 kilogr.) ; elle

avait l'haleine courte, était pâle, bouffie, souffrait de varices aux mollets et aux cuisses, et portait à la jambe
droite un de ces ulcères dit *ulcus abdominale*, de 9
pouces de long sur 5 pouces de large, et profond de
6 à 9 lignes; la jambe gauche portait également un
ulcère, avec perte de substance, mais de moindre éten-
due. Depuis des mois, cette dame ne pouvait ni marcher
ni même se tenir debout. Après une cure de 6 semaines
(source Élisabeth), une diète sévère, des promenades en
voiture à bras, les ulcères étaient guéris, et la patiente
pouvait faire quelques centaines de pas sans soutien; la
dyspnée était grandement diminuée, le teint était rede-
venu florissant; le poids du corps avait diminué de 34
livres (17 kilogr.). Le printemps suivant, la cure fut
reprise; la patiente, qui, durant l'hiver, avait regagné
2 kilogr. en poids, en perdit de nouveau 7 1/2; elle pouvait se rendre à pied de son logis à la Source, distante
environ de 1200 pas, et marchait une heure durant sans
se reposer trop souvent.

§ 60. Le second cas se rapporte à un monsieur d'An-
vers; il vint au printemps 1863; avec une taille de 1^m,62
seulement, il pesait 135 kilogrammes.

Le patient, quoiqu'il ne fût pas possible de découvrir
en lui aucun signe de maladie (si ce n'est une légère
teinte d'hypochondrie qu'en homme d'une grande dis-
tinction d'esprit et de manières il savait parfaitement
maîtriser), ne pouvait faire dix pas d'une seule traite
sans être pris d'une suffocation poignante. J'ordonnai
la source Élisabeth, le régime animalisé, les mouvements, passifs d'abord, actifs ensuite, et les bains salins
avec eau-mère de Kreuznach.

Après 5 semaines, le patient avait diminué de 21

kilogr., faisait presque journellement à pied le trajet de Hombourg à Bonames, distant de 1 1/2 lieue.

Pendant l'hiver, il continua les promenades et le régime institués ; au printemps 1864, quand il revint pour reprendre la cure, il pesait 108 1/2 kilogr., il en perdit 7 en 4 semaines ; l'été dernier, quand il revint me voir, sans faire usage de la source, il pesait 95 kilogr. ; il avait donc perdu dans l'espace de 3 années 40 kilogrammes en poids, et se portait à merveille.

§ 61. Au printemps 1864, le patient susdit m'amena un de ses amis, Belge également, et comme lui souffrant de son embonpoint ; il mesurait 5 pieds 10 pouces (1^{m},83)., et pesait 122 1/2 kilogr. ; souffrant de varices aux jambes, bien portant du reste. En cinq semaines de cure il perdit 20 kilogr. de son poids.

§ 62. *Contre-indications à l'usage des sources.* De même que nous pouvons nous figurer que pour chaque maladie il doit exister quelque agent curatif, capable de forcer l'organisme dévoyé à revenir au cours normal, aussi bien il n'est pas de modification thérapeutique qui, dans de certaines circonstances, ne puisse devenir un agent perturbateur ou un obstacle à la *restitutio in integrum* du corps. Il n'y a pas d'agents complétement neutres ou indifférents.

Et plus un modificateur sera efficace dans le sens curatif, plus aussi, administré mal à propos, son effet perturbateur pourra devenir funeste : il nuira toujours là où il ne sera pas utile ; et le degré de nocuité sera d'autant plus grand que les circonstances dans lesquelles on l'aura administré seront plus différentes de celles où il était vraiment indiqué.

§ 63. Appliquant à nos sources le principe que nous venons d'énoncer, nous dirons qu'elles sont d'emblée et toujours *contre-indiquées* partout où elles ne sont pas *formellement indiquées;* plus les états morbides sont éloignés, quant à leur nature, de ceux que j'ai énumérés, et plus aussi le danger augmente ; je citerai à ce propos les maladies dans lesquelles l'emploi de nos eaux s'est tout particulièrement montré nuisible :

1° *Inflammations aiguës, fièvres* et *congestions actives.*

2° *Tuberculose* faisant de nouvelles poussées, ou en état de ramollissement.

3° *Hémoptysie.*

4° *Emphysème très-prononcé.*

5° *Pléthore artérielle,* prédominance du système artériel.

6° *Apoplexie cérébrale récente.*

7° *Anévrysmes des gros vaisseaux, hypertrophie du cœur, dilatation du ventricule gauche, artères épaissies et dures.*

8° *Hépatites chroniques* qui s'exaspèrent à la moindre occasion et redeviennent aiguës; ainsi que celles qui sont déjà accompagnées d'œdème ou d'ascite.

9° *Gastrite* ou *entérite aiguës,* récemment subies.

10° *Ramollissement cérébral commençant.*

11° Un dernier avis enfin : réunissons nos efforts pour tenir écartés de Hombourg ceux qui sont possédés de la passion du jeu ; à ceux-là, les émotions du tapis vert leur feraient perdre, à tout le moins, les bénéfices de la cure.

CHAPITRE V.

ÉTUDE COMPARATIVE DES DIVERSES SOURCES.

§ 64. **La source Louis.** Son eau passait, il y a 30 ans, pour être pauvre en principes minéralisateurs, mais agréable au goût par la grande abondance de l'acide carbonique libre ; elle était, comme telle, consommée en grande quantité par les habitants de Hombourg et des environs ; mais à la suite des divers changements opérés dans son captage la source devint mauvaise ; en 1842 on fit un nouveau forage à 140 pieds (44 mètres) et l'on obtint une eau limpide, mais plus riche en principes ; celle-ci fut analysée l'année suivante, par Will et Fresenius[1].

---

[1] Quelques-unes des analyses sont calculées, dans l'édition allemande, sur 100 parties d'eau, d'autres sur 1000 ; pour faciliter la comparaison, on les a toutes réduites à la proportion de 1000.

Analyse de la source Louis par Will et Fresenius, 1843.

A. Principes fixes.

a) *pondérables*.

	Dans 1000 parties en poids.	En 7680 grains (livre de 16 onces).
Chlorure sodique	10,9976	84,461568
» potassique	0,2863	2,198784
» magnésique	0,7815	6,001920
» calcique	1,2378	9,506324
Sulfate calcique	0,0294	0,225792
Carbonate calcique	1,2756	9,796608
» magnésique	0,0060	0,046080
» ferreux	0,0508	0,390144
Silice	0,0163	0,125184

b) *Traces non pondérables*.

Bromure sodique.
Alumine.
Carbonate manganeux.
Acide crénique.
» apocrénique.
Matière organique.

| Total des matières fixes. . . . | 14,6813 | 112,752404 |

B. Principes volatils.

Acide carbonique libre	2,3994	18,427392
Chlorhydrate ammonique, traces.		
Total général	17,0807	131,427392
	parties.	grains.

Nota. Le susdit poids de l'acide carbonique, savoir les 18,427392 grains de la seconde colonne correspond à un volume de 41,35712 pouces cubes; la livre d'eau est de 32 pouces cubes.

Poids spécifique de l'eau, 1,011993.
Température 10°,50 C.

§ 65. La conduite s'étant engorgée de sable en peu de temps, par suite de défauts dans le tubage, il fallut procéder à un nettoyage ; à cette occasion on poussa le forage à quelques pieds de plus en profondeur ;

Ainsi captée à neuf la source fournit en abondance une eau claire, piquante et légèrement salée au goût ; la quantité de gaz acide carbonique qui s'en dégageait était tellement grande que de temps en temps l'eau était projetée à 3 ou 4 pieds au-dessus du bassin ; une analyse faite en 1846 par le docteur Jules Hoffmann, alors propriétaire de la pharmacie de *l'Ange*, fournit les résultats suivants :

Analyse de la source Louis par Hoffmann, 1846.

A. Principes fixes.

a) *Pondérables.*

	Dans 1000 parties.	Dans 7680 grains (livre de 16 onces).
Chlorure sodique	6,2446	47,95852
» potassique	0,2233	1,71494
» magnésique	0,3989	3,06355
» calcique	0,9480	7,28064
Sulfate calcique.	0,0201	0,15437
Carbonate calcique.	0,7479	5,74388
» magnésique	0.0124	0,09523
» ferreux	0,0544	0,41780
Silice	0,0258	0,19814

b) *Traces.*

Bromure sodique.
Alumine.
Carbonate manganeux.
Acide crénique.
» apocrénique.
Matière organique.

Total des principes fixes . . .	8,6754	66,62707

B. Principes volatils.

Acide carbonique libre	2,5288	19,42118
Chlorhydrate ammonique, traces.		

Total des principes	11,2042 parties.	86,04825 grains.

NOTA. Le poids de l'acide carbonique contenu dans une livre, savoir 19,42118 grains, correspond en volumes à 43,58863 pouces cubes.

Température à 22°,5 C. de l'air ambiant = 11°,875 C.
Poids spécifique pris à 24°,37 C. = 1,00708.

Les opérations exécutées sur la source avaient donc eu pour résultat de fournir une eau:

Plus pauvre en matières fixes de 46,12533 grains par livre;

Plus riche en gaz de 0,99379 grains ;

D'un poids spécifique diminué de 0,00491 et

D'une température plus élevée de 1°,375 C:

En 1858, on jugea à propos de capter la source à nouveau ; après quoi le conseiller aulique privé Fresenius procéda à une analyse nouvelle et tout à fait complète, dont voici les résultats :

La quantité d'eau fournie par la source Louis est considérable; elle s'éleva, dans la période comprise entre juillet 1861 et mai 1862, en moyenne de 26 mesurations, à 30 litres par minute ; maximum observé, 40 ; minimum, 24 litres.

En moyenne, la source fournit donc :

Par heure . . . . . 1800 litres.
Par jour . . . . . . 43200 »

La quantité de gaz libre qui se dégage de la source en une minute fut trouvée de :

Le 18 sept. 1860, moyenne de 2 expér., 8,861 litres ;
Le 8 avril 1861,   »   »   7,384 »

La quantité moyenne de gaz libre peut donc être évaluée à 8,115 litres par minute ; la source fournira donc :

En une heure . . .   487 litres
En un jour . . . . . 11695 »

La proportion moyenne entre le volume du liquide et le volume de gaz fourni par la source est donc comme 100 vol. : 27 vol.

La saveur de l'eau est médiocrement salée, fortement piquante, rafraîchissante, agréable ; l'eau n'a pas d'odeur prononcée ; quand on l'agite dans un flacon à demi rempli, elle dégage beaucoup de gaz, dans lequel la présence du gaz sulfhydrique se décèle par une odeur à peine perceptible.

I. Analyse de l'eau de la source Louis par Fresenius.

α) SUBSTANCES EN QUANTITÉS PONDÉRABLES.

Les carbonates calculés comme carbonates simples.

	En 1000 parties.	Dans 7680 grains (liv. de 16 onces)
Chlorure sodique	5,11920	39,31546
» potassique	0,23551	1,80872
» lithique	0,01036	0,07956
» ammonique	0,00511	0,03924
» calcique	0,46852	3,59823
» magnésique	0,37430	2,87462
Iodure magnésique	0,00001	0,00008
Bromure magnésique	0,00056	0,00430
Nitrate potassique	0,00277	0,02127
Sulfate calcique	0,01248	0,09585
» barytique	0,00270	0,02074
Carbonate calcique	0,79643	6,11658
» magnésique	0,02922	0,22441
» ferreux	0,01062	0,08156
Hydrate d'oxyde de fer suspendu	0,00201	0,01544
Carbonate manganeux	0,00123	0,00945
Phosphate calcique	0,00051	0,00392
Silice	0,01236	0,09492
Total des substances fixes	7,08390	54,40435
Acide carbonique combiné avec les carbonates et formant des bicarbonates	0,37023	2,84337
Acide carbonique libre	2,65344	20,37842
Total général	10,10757	77,62614

II. Analyse de l'eau de la source Louis par Fresenius.

α) Substances en quantités pondérables.

Les carbonates comptés comme bicarbonates.

	En 1000 parties.	Dans 7680 grains (liv. de 16 onces).
Chlorure sodique	5,11920	39,31546
» potassique	0,23551	1,80872
» lithique	0,01036	0,07956
» ammonique	0,00511	0,03924
» calcique	0,46852	3,59823
» magnésique	0,37430	2,87462
Iodure magnésique	0,00001	0,00008
Bromure magnésique	0,00056	0,00430
Nitrate potassique	0,00277	0,02127
Sulfate calcique	0,01248	0,09585
» barytique	0,00270	0,02074
Bicarbonate calcique.	1,14686	8,80789
» magnésique	0,04452	0,34191
» ferreux	0,01465	0,11251
Hydrate d'oxyde de fer en suspension	0,00201	0,01544
Bicarbonate manganeux	0,00170	0,01306
Phosphate calcique	0,00051	0,00392
Silice.	0,01236	0,09492
Total des substances fixes . .	7,45413	57,24772
Acide carbonique libre	2,65344	20,37842
Total général	10,10757	77,62614

III. Analyse de la source Louis par Fresenius.

β) Substances constatées a l'état de traces
non pondérables.

Strontiane, trace.
Oxyde de cæsium, trace très-légère.
Oxyde de rubidium, trace légère.
Alumine, trace très-légère.
Protoxyde de nickel, trace très-légère.
Protoxyde de cobalt, trace légère.
Oxyde de cuivre, trace.
Oxyde d'antimoine, trace légère.
Acide arsénieux, trace infiniment légère.
Acide borique, trace légère.
Fluor, trace très-légère.
Acides organiques volatils, traces très-légères.
Substances organiques non volatiles, légères traces.
Azote, trace.
Gaz hydrogène carboné léger, trace légère.

Volume de gaz carbonique, à la température de la source,
savoir :

1º Gaz entièrement libre, dans un litre 1414,9 c. c.
2º Gaz libre et gaz à demi combiné, dans un litre 1612,5 c. c.

Poids spécifique à 17º C. de température = 1,006944.

Température, elle fut trouvée en hiver (5 décembre 1859,
avec 0º C. de l'air ambiant) aussi bien qu'au printemps
(8 avril 1861 avec 10º C. de l'air ambiant) de 11,9º C. ou
9,52º R.

§ 66. Nous verrons, quand nous ferons le parallèle des
différentes sources de Hombourg, que la source Louis
n'est supérieure, pour la somme des substances fixes,
qu'à la source Louise (qui, elle, lui est bien supérieure
comme source chalybée) ; et qu'elle passe avec raison
pour la plus douce des sources de Hombourg.

Ingérée par des personnes bien portantes, cette eau pousse à la diurèse plus que toutes les autres.

Cette action diurétique tiendrait-elle à la petite quantité de chlorure potassique qu'elle contient? Quoique d'éminents auteurs de matière médicale attribuent à ce sel des propriétés diurétiques très-prononcées, il nous paraît plus rationnel de rechercher l'action diurétique de la source Louis en ce qu'elle excite moins la sécrétion intestinale que la source Élisabeth et celle de l'Empereur; cette dernière contient plus de chlorure de potassium que la source Louis, sans être aussi diurétique.

§ 67. En raison de son action mitigée, la source Louis s'emploie : 1º pour commencer une cure, à l'effet de tâter, pour ainsi dire, le degré d'irritabilité des organes digestifs ; 2º pour la cure entière des personnes ayant la muqueuse du canal digestif très-irritable, surtout pour celles qui sont affectées d'une maladie de l'estomac ; 3º pour être bue dans les heures de l'après-midi.

§ 68. **La source Élisabeth**. C'est à elle que Hombourg est redevable de sa renommée. Seule, de toutes les sources qui sont encore en usage, elle sort d'un puits, et n'a pas été gagnée au moyen d'un forage. Quoiqu'elle fût en usage bien des années auparavant, cependant elle ne fut bien connue, appréciée, adoptée et placée au rang d'une source de premier ordre que par les efforts d'un homme qui, par là, exerça une influence immense sur l'avenir de Hombourg, du conseiller médical privé L. Trapp, décédé en 1854. Ce fut lui qui provoqua l'analyse faite en 1836 par Liebig, et dont voici le résultat :

	En 1000 parties.	En 7680 grains (livre de 16 onces).
Chlorure sodique	10,30661	79,1547
Sulfate sodique	0,04967	0,3809
Chlorure calcique	1,01029	7,7568
» magnésique	1,01457	7,7670
Silice	0,04112	0,3157
Carbonate calcique	1,43106	10,9824
» magnésique	0,26219	2,0141
» ferreux	0,06020	0,4608
Acide carbonique libre	2,84000	21,4808
	parties.	grains.

Iode, traces.

Sommes des substances fixes et gazeuses 16,98571

Volume du gaz carbonique = 1492,0715 c. c. par litre (48,64 pouces cubes par livre).

Poids spécifique à 16° C. = 1,011530.

Température = 10° C.

§ 69. Il y a une quinzaine d'années, on obtint le consentement de l'autorité supérieure pour exécuter, en dépit du bon sens et des protestations les plus absolues que je crus devoir faire en ma qualité de médecin des eaux, tout autour de la source, des constructions colossales ; la source se troubla fortement, le contenu en sels et en gaz diminua ; il fallut enlever ces murs cyclopéens, et capter la source à nouveau ; par cette opération, on eut le bonheur très-grand de réussir à faire rentrer dans le puits les anciennes sources, et de rétablir la fontaine avec toutes ses qualités, limpidité et richesse en gaz.

En 1863 seulement, la nouvelle source ainsi rétablie fut analysée par Fresenius ; voici les principaux résultats de cette analyse :

Phénomènes physiques de la source.

L'eau apparaît claire et limpide dans le bassin de captage ; elle est dans un état de bouillonnement assez régulièrement continu, dû au dégagement des bulles de gaz. Dans le verre, elle est limpide, incolore, sans flocons ; les parois du verre se couvrent bientôt de perles de gaz, adhérentes, etc.

Analyse de la source Elisabeth par Fresenius, 1863.

α) SUBSTANCES EN QUANTITÉ PONDÉRABLE.

a) *Les carbonates comptés comme carbonates simples.*

	En 1000 parties.	Dans 7680 grains (liv. de 16 onces).
Chlorure sodique	9,86090	75,73171
» potassique	0,34627	2,65935
» lithique	0,02163	0,16612
» ammonique	0,02189	0,16811
» calcique	0,68737	5,27900
» magnésique	0,72886	5,59764
Iodure magnésique	0,00003	0,00023
Bromure magnésique	0,00286	0,02196
Sulfate calcique	0,01680	0,12902
» barytique	0,00100	0,00768
» strontique	0,01776	0,13640
Carbonate calcique	1,51161	11,60916
» magnésique	0,02835	0,21773
» ferreux	0,02317	0,17795
» manganeux	0,00152	0,01167
Phosphate calcique	0,00094	0,00723
Silice	0,02635	0,20237
Somme des principes fixes	13,29731	102,12333
Acide carbonique combiné avec les carbonates à l'état de bicarbonate	0,68933	5,29406
Acide carbonique entièrement libre	1,95059	14,98053
Total général	15,93723 parties.	122,39792 grains.

b) *Les carbonates calculés comme bicarbonates.*

	En 1000 parties.	Dans 7680 grains (liv. de 16 onces).
Chlorure sodique	9,86090	75,73171
» potassique	0,34627	2,65935
» lithique	0,02163	0,16612
» ammonique	0,02189	0,16811
» calcique	0,68737	5,27900
» magnésique	0,72886	5,59764
Iodure magnésique	0,00003	0,00023
Bromure magnésique	0,00286	0,02196
Sulfate calcique	0,01680	0,12902
» barytique	0,00100	0,00768
» strontique	0,01776	0,13640
Carbonate calcique	2,17642	16,71721
» magnésique	0,04320	0,33178
» ferreux	0,03196	0,24545
» manganeux	0,00210	0,01613
Phosphate calcique	0,00094	0,00723
Silice	0,02635	0,20237
Somme des principes fixes	13,98664	107,41739
Acide carbonique entièrement libre	1,95059	14,98053
Total général	15,93723 parties.	122,39792 grains.

β) Substances en quantité non pondérable.

Oxyde de cæsium, trace très-légère.
   » de rubidium, trace légère.
Alumine, trace très-légère.
Protoxyde de nickel, trace très-légère.
   » de cobalt, trace légère.
Oxyde de cuivre, trace.
   » d'antimoine, trace légère.
Acide arsénieux, trace très-légère.
   » borique, trace légère.
Fluor, trace très-légère.
Acide nitrique, trace légère.
Acides organiques volatils, traces très-légères.
Substances organiques non volatiles, traces légères.
Hydrogène carboné léger, trace légère.
Acide sulfhydrique, trace légère.

Volume du gaz carbonique, à la température de la source et à la pression barométrique normale :

1° Acide carbonique entièrement libre.

En un litre d'eau = 1039,6 c. c.
Dans une livre de 32 pouces cubes = 33,27 p. cubes.

2° Acide carbonique libre, et acide à moitié combiné.

Ensemble dans un litre d'eau = 1407,0
Dans une livre de 32 pouces cubes = 45,02 p. cubes.

Poids spécifique à 19°,5 C. = 1,0114.
Température = 10°,6 C. ou 8°,48 R.

En comparant les deux analyses, on trouve que la source n'a subi, par son nouveau captage, aucun changement important; quelques différences dans les deux analyses proviennent peut-être de la différence des méthodes employées. Quant à l'action thérapeutique, elle est restée absolument ce qu'elle était auparavant.

§ 70. Le goût de l'eau de la source Élisabeth n'est de beaucoup pas aussi agréable que celui de la source Louis ; il est plus salé et plus amer ; mais, après les premiers essais, la plupart des buveurs s'y habituent, au point de la boire volontiers ; sa température basse et sa richesse en gaz, quand elle est fraîchement puisée, concourent d'ailleurs à la rendre agréable.

La source Élisabeth est de toutes nos sources la plus fréquemment prescrite ; elle en est le type, à tel point que, quand on parle de l'action de l'eau de Hombourg en général, c'est de la source Élisabeth qu'on entend parler ; et les généralités sur l'action physiologique et thérapeutique de nos eaux s'appliquent à cette source au premier chef.

Elle se distingue des autres sources par sa richesse en principes fixes, constitués en majeure partie par des chlorures et surtout par les chlorures sodique et calcique ; cette richesse la caractérise, non-seulement vis-à-vis des autres sources de Hombourg, mais aussi vis-à-vis de la presque totalité des eaux acidules salines.

§ 71. En conséquence, nous voyons cette source porter son action principale sur les muqueuses digestives et sur les ganglions lymphatiques de l'abdomen.

Elle provoque le plus souvent des selles abondantes féculentes et muqueuses, d'une couleur vert brunâtre, parfois porracée ; en examinant les selles de plus près, on y trouve des restes d'épithélium ; en les filtrant et les traitant ensuite par l'acide nitrique, on y constate la présence d'une grande quantité de bile ; souvent on y trouve des scybales, des lambeaux assez grands de membranes détachées, des vers intestinaux, parfois des ténias, du mucus gélatineux strié de sang. L'excrétion de ces selles soulage la plupart des malades et leur donne un sentiment de bien-être; ils ressentent une grande soif et un appétit formidable.

§ 72. La source Élisabeth est toujours celle à laquelle on devra recourir alors que l'emploi de la cure de Hombourg est indiqué, à deux exceptions près; la première est énumérée au § 66; l'autre, c'est quand il y a urgence d'administrer de fortes proportions de fer.

§ 73. L'eau de la source Élisabeth, bien embouteillée, se conserve et s'expédie très-bien; chaque année on en envoie des milliers de cruchons, ou mieux de bouteilles, aux colonies des Indes hollandaises; j'ai goûté de l'eau qui en était revenue et l'ai trouvée bien conservée, quoique le procédé employé pour la mettre en bouteilles laisse à désirer sous bien des rapports.

§ 74. *Parallèle entre la source Élisabeth et l'eau de Kissingen.* C'est chose délicate, surtout pour un médecin des eaux, que de comparer entre elles les eaux de deux stations minérales. Balling [1] en fait la remarque très-judicieuse : « De telles comparaisons n'ont d'ordinaire qu'un seul but, celui d'élever la valeur et la vertu curative de la source préconisée au-dessus de celles de toutes les sources rivales et de la présenter comme unique en son genre. Je ne crains pas le blâme si, pour ma part, je me suis abstenu de lui (à celle de Kissingen) opposer celles qui lui sont analogues. »

Si, malgré cela, j'aborde ce parallèle, c'est parce que j'y suis poussé par des raisons majeures.

[1] *Die Heilquellen und Bäder Kissingens*, 1865, p. 236.

D'abord, l'opinion générale est que la source Ragoczi de Kissingen et la source Élisabeth de Hombourg (que les habitants de Hombourg ont l'habitude d'appeler leur Ragoczi) sont à peu près identiques; si cette opinion était celle du public seulement, on pourrait passer outre; mais nombre de médecins la partagent et sont fort peu au fait des différences qui existent entre Kissingen et Hombourg. Je suis à même de constater cela dans un grand nombre de lettres que m'adressent d'excellents et très-estimés confrères, où ils me disent en somme « qu'étant indécis et ne sachant s'il valait mieux diriger leur patient sur Hombourg ou sur Kissingen; considérant cependant ceci et cela, et surtout l'*action plus douce* de la source Élisabeth, ils avaient opté en fin de compte pour Hombourg. »

Ces opinions erronées sont trop répandues pour qu'il me soit permis de les laisser debout; je crois donc de mon devoir de les aborder de front pour les combattre.

Je ferai tous mes efforts pour conserver dans cette discussion un point de vue strictement impartial et pour l'éclairer sous toutes ses faces en bonne science et conscience.

Dussé-je avoir mal choisi mon point de vue et être tombé en erreur, je souhaite que l'on veuille bien n'y voir ni mauvaise volonté ni parti pris de ma part; je serai heureux de recevoir de mes confrères tous éclaircissements scientifiques sur ce sujet, et j'accorderai à ces observations toute l'importance qu'elles méritent.

Avant de discuter la composition chimique comparative des deux sources, je dois déclarer que je n'entends pas me baser sur elle uniquement, mais que je me guide sur les observations comparatives que j'ai pu faire en mainte et mainte circonstance; en effet, de même qu'il arrive chaque année que des malades qui n'obtiennent pas des eaux de Hombourg tout l'effet désiré, ou chez lesquels cet effet tarde trop à se produire, s'en vont à Kissingen, de même encore le contraire arrive, aussi souvent pour le moins ; au surplus, en 1866, les événements de la guerre nous ont amené de Kissingen bon nombre de baigneurs.

§ 75. Comparons maintenant la composition des deux sources, celle de la source Ragoczi d'après Liebig, et celle de la source Élisabeth d'après Fresenius.

Composition des eaux de Kissingen (Liebig) et de Hombourg (Fresenius).

	RAGOCZI.	ÉLISABETH.
	7680 grains ou 1 livre de 16 onces contiennent eu grains.	
Chlorure potassique	2,2034	2,6593
» sodique.	44,7133	75,7317
» lithique.	0,1537	0,1661
» magnésique	2,3331	5,2976
» calcique		5,5790
» ammonique		0,1681
Iodure magnésique		0,0002
Bromure magnésique.		0,0219
» sodique	0,0644	
Nitrate sodique	0,0715	
Sulfate magnésique	4,5088	
» calcique	2,9904	0,1290
» barytique		0,0076
» strontique.		0,1364
Carbonate magnésique	0,1309	0,2177
» ferreux.	0,2425	0,1779
» calcique		11,6091
» manganeux		0,0116
Phosphate calcique	0,0431	0,0072
Silicate calcique	8,1482	
Silice.		0,2023
Ammoniaque	0,0070	
Acide carbonique libre ou combiné à demi, en pouces cubes. . .	(41,77)	(45,02)
Total des principes fixes en grains.	65,7024	102,1233

1*

§ 76. On a pu voir que la source Élisabeth contient par livre 37,4209 grains de substances fixes en plus que la source Ragoczi; cette quantité équivaut presque en poids à la moitié des principes fixes de celle-ci; elle donne de plus passé 3 pouces cubes de gaz en plus. L'excès de matières fixes porte surtout sur les chlorures sodique et calcique; il explique pourquoi les mêmes personnes qui, à Kissingen, ont besoin de boire trois verres pour obtenir une évacuation alvine suffisante, l'obtiennent ici en buvant deux verres. Je n'examinerai pas la question de savoir si l'effet général produit sur la constitution est en raison directe de la force purgative de l'eau; mais du moins puis-je déclarer hautement que c'est une grosse erreur de croire que Hombourg exerce une action plus douce que Kissingen.

Ensuite, pour ce qui concerne la situation et le climat, Hombourg peut soutenir la comparaison, non-seulement avec Kissingen, mais avec n'importe quelle station minérale de l'Allemagne. Notre établissement de bains, par contre, est bien loin de la perfection, et pour l'eau qu'on y emploie (je le dirai plus tard) et pour l'arrangement des bâtiments; celui de Kissingen, au contraire, est parfaitement organisé et remplit complétement son but. Aussi, chaque fois qu'il importe surtout de donner des bains, notamment des bains riches en acide carbonique, Kissingen devra obtenir la préférence.

Enfin, comme dernière différence, qui, elle, a aussi sa valeur, Hombourg est un endroit établi avec luxe, très-animé, et qui, quant au comfort, n'est surpassé par aucune station balnéaire du monde : — la ville prodigue au visiteur les plaisirs et les distractions; — lui ouvre le plus grand et le plus élégant casino, muni de ressources sans nombre, voire même de tapis verts ; —

l'attire par ses promenades et ses parcs, par la proximité de Francfort; — le charme et le retient par ses bals et ses fêtes, ses concerts et ses chasses giboyeuses; le tout gratis, à la seule exception des représentations de l'opéra. Kissingen, au contraire, est un endroit tranquille, où le baigneur vit, loin de la roulette et du trente-et-quarante, à l'abri de toutes ces excitations et séductions si nombreuses et si variées, et parfois si dangereuses, qui l'attendent à Hombourg; c'est un endroit, enfin, où il peut s'ennuyer radicalement.

« Ennui, ô très-vénérable déesse du lit de douleur ! Hygiée devrait être représentée bâillante, car vraiment on ne saurait trop dire combien la convalescence marche à pas de géants, quand le patient n'a plus rien à faire qu'à bâiller ! « Cette boutade, qu'Immermann, dans son *Münchhausen*, met dans la bouche de certain docteur dissertant sur le traitement des malades, servirait-elle de règle, ou bien préférerait-on pour tel patient quelque divertissement ? c'est ce que nous laisserons à la décision du médecin traitant.

Quant à moi je résoudrai par l'affirmative cette autre question de l'intensité d'action plus grande des eaux de Hombourg, et de leur indication pour les cas plus rebelles; celles de Kissingen, au contraire, sont à préférer, d'abord pour les patients dont on pourrait redouter la faiblesse à l'endroit des divertissements; ensuite pour les cas ou la cure exigerait surtout l'emploi de bains riches en gaz. Je termine par le mot de Gœthe :

Eines passt sich nicht für Alle,
Sehe Jeder, wie er's treibe,
Sehe Jeder, wo er bleibe
Und wer steht, dass er nicht falle

§ 77. La source de l'Empereur. S'il fallait produire un exemple éclatant des variations qui peuvent survenir dans la composition d'une source obtenue par forage artésien, on pourrait citer comme tel la source susnommée.

Elle fut forée en 1841, et analysée par Liebig en mai 1843 ; voici le résultat de cette analyse :

Source de l'Empereur. Analyse de Liebig, 1843.

α) MATIÈRES FIXES.

	Sur 1000 parties.	Dans 7680 grains (livre de 16 onces).
Chlorure sodique	15,235	117,00480
» potassique	0,039	0,29052
» magnésique	1,024	7,86432
» calcique.	1,735	13,32480
Sulfate calcique	0,025	0,19200
Carbonate calcique	1,446	11,10528
» ferreux.	0,105	0,80640
Silice	0,044	0,33792
Bromure sodique		
Alumine		
Acide crénique	Traces.	
Acide apocrénique		
Matière organique		
Total des matières fixes . .	19,653	176,39424
Acide carbonique libre	3,315	26,45920
	parties.	grains.

Chlorhydrate ammonique, traces.

La quantité de gaz contenue dans une livre est en volume de 55,4 pouces cubes, à 11° C. de température.

Poids spécifique = 1,1055.

Température = 11° C.

Au printemps de 1855 on pensa qu'il fallait nettoyer le trou de forage ; l'opération étant terminée, la source parut être plus riche en gaz, ce qui provoqua une nouvelle analyse, qui fut faite en juin par le docteur Jules Hoffmann.

Source de l'Empereur. Analyse de Hoffmann, 1855.

	Dans 7680 grains (livre de 16 onces).
Chlorure sodique	104,94255
» potassique	0,27724
» magnésique	8,52326
» calcique	17,50425
Sulfate calcique	0,16588
Carbonate calcique	0,68012
» ferreux	0,53222
Silice	0,08678
Acide carbonique libre	51,90912
Total	184,62142

L'acide carbonique contenu dans une livre correspond en poids à 109,15970 pouces cubes, à la température de la source, 11° C.

Deux ans après, en 1858, on se vit obligé d'améliorer le captage ; cet essai d'amélioration eut de tristes résultats, comme va le montrer l'analyse faite par Fresenius, dans le courant de la même année.

Analyse de la source de l'Empereur, Fresenius, 1858.

a) MATIÈRES PONDÉRABLES.

Les carbonates comptés comme carbonates simples.

	En 1000 parties.	Dans 7680 grains (liv. de 16 onces).
Chlorure sodique	7,17703	55,11959
» potassique	0,25130	1,92998
» lithique.	0,01509	0,11589
» ammonique	0,01500	0,11520
» calcique	0,54803	4,20887
» magnésique	0,41962	3,22268
Iodure magnésique	0,00002	0,00015
Bromure magnésique	0,00024	0,00184
Sulfate calcique	0,01540	0,11827
» barytique.	0,00187	0,01436
Carbonate calcique	0,72320	7,09018
» magnésique	0,04784	0,36742
» ferreux	0,92343	0,17995
» manganeux	0,00154	0,01183
Phosphate calcique	0,00055	0,00422
Silice.	0,01481	0,11374
Total des matières fixes . . .	9,45497	72,61417
Acide carbonique uni aux carbonates simples pour former des bicarbonates	0,44075	3,38496
Acide carbonique entièrement libre .	2,76186	21,21108
Acide sulfhydrique	0,00016	0,00123
Total général.	12,65774 parties.	97,21144 grains.

b) Matières pondérables.

Les carbonates calculés comme bicarbonates.

	En 1000 parties.	Dans 7680 grains (livre de 16 onces).
Chlorure sodique	7,17703	55,11959
» potassique	0,25130	1,92998
» lithique	0,01509	0,11589
» ammonique	0,01500	0,11520
» calcique	0,54803	4,20887
» magnésique	0,41962	3,22268
Iodure magnésique	0,00002	0,00015
Bromure magnésique	0,00024	0,00184
Sulfate calcique	0,01540	0,11827
» barytique	0,00187	0,01436
Bicarbonate calcique	1,32941	10,20988
» magnésique	0,07290	0,55988
» ferreux	0,03232	0,24822
» manganeux	0,00213	0,01636
Phosphate calcique	0,00055	0,00422
Silice	0,01481	0,11374
Total des matières fixes	9,89572	75,99913
Acide carbonique libre	2,76186	21,21108
Acide sulfhydrique	0,00016	0,00123
Total général	12,65774 parties.	97,21144 grains.

Substances en quantité non pondérable.

Strontiane, trace.
Oxyde de cæsium, trace très-légère.
  » de rubidium, trace légère.
Alumine, trace extrêmement légère.
Protoxyde de nickel, trace extrêmement légère.
  » de cobalt, trace légère.

Oxyde d'antimoine, trace légère.
Acide borique, trace légère.
Fluor, trace très-légère.
Acides organiques volatils, traces très-légères.
Substances organiques non volatiles, traces légères.
Azote, trace.
Hydrogène carboné léger, trace faible.

§ 78. Il résulte de ces recherches que la source contenait dans une livre de 16 onces, en 1843, 150,98504 grains de matières fixes et 25,45920 d'acide carbonique libre ; en 1856 même 51,90912 d'acide carbonique ; en 1858 au contraire, 75,99913 de matières fixes et 21,21108 de gaz. Les matières fixes se sont donc trouvées réduites de moitié.

En 1845, à l'époque où je vins m'établir à Hombourg, la source de l'Empereur passait pour être, en raison de sa minéralisation trop riche, d'un emploi dangereux ; on conseillait de n'y recourir que dans les cas désespérés ; seuls, les Anglais buvaient avec prédilection de ce *great lion of german ferro-saline sources.*

Et, en effet, la source alors était active ; mais sa vertu purgative s'est bien amoindrie depuis, on le conçoit ; l'opinion du public toutefois est restée la même ; et l'on va encore aujourd'hui, sans consulter le médecin, bien entendu, alors que la source Élisabeth tarde de produire l'effet attendu, savoir les selles copieuses et fréquentes, chercher remède à la source de l'Empereur ; quant à moi, je ne la prescris que rarement, et cela quand les selles provoquées par la source Élisabeth sont trop copieuses. Mais tout ce qui a été écrit autrefois n'est plus applicable à la source telle qu'elle est aujourd'hui.

Même remarque pour la source ferrugineuse.

§ 79. **Source ferrugineuse** (*Stahlbrunnen*).

Cette source fut obtenue en novembre 1841 par un forage artésien fait tout près de la source de l'Empereur.

Analyse du Stahlbrunnen par Liebig, 1842.

a) MATIÈRES FIXES.

	Sur 1000 parties.	En 7680 grains (liv. de 16 onces ·
Chlorure sodique	10,399	79,86432
» potassique	0,023	0,17664
» magnésique	0,694	5,32992
» calcique	0,389	10,66752
Sulfate calcique	0,019	0,14592
Carbonate calcique	0,981	7,53408
» ferreux	0,122	0,93696
Silice	0,041	0,31488
Chlorure lithique		
Bromure sodique		
Alumine	Traces	
Carbonate manganeux		
Acides crénique et apocrénique		
Matière organique		
Total	13,668	
b) Gaz carbonique libre	2,769	21,26592
Chlorhydrate ammonique, traces.		
Total général	16,437 parties.	126,23616 traces.

Température 10° C. à 0° de la température extérieure.
Poids spécifique à 14° C. = 1,01089.

Il ressort de cette analyse que la source ferrugineuse contenait presque autant de chlorure sodique que la source Élisabeth, mais beaucoup plus de carbonate de fer ; et même que, quant à la proportion de fer, elle tenait le premier rang parmi toutes les sources d'Allemagne. On comprendra qu'il était facile d'obtenir de superbes résultats de l'emploi d'une telle eau ; je l'ai ordonnée souvent avec prédilection, et j'ai publié en 1847 déjà des résultats curatifs dignes de remarque. Eh bien ! le puits s'est engorgé de sable ; son eau, entièrement changée dans sa composition, ne coule plus qu'en petite quantité ; jusqu'ici il n'est pas à ma connaissance qu'on ait rien fait pour le conserver ou le rétablir ; aussi est-il abandonné.

Ceci était fâcheux pour moi qui avais réussi peu à peu à attirer l'attention des confrères du dehors sur les effets thérapeutiques dus au fer que l'on pouvait obtenir à Hombourg, pour moi qui voyais m'arriver chaque année un grand nombre d'étrangers, auxquels on avait ordonné une eau ferrugineuse acidule, ne constipant pas comme le font les sources chalybées pauvres en sels. Fort heureusement que, précisément au moment où la source ferrugineuse commença à donner des symptômes d'affaiblissement, une nouvelle source fut obtenue par forage. C'est :

§ 80. **La source Louise**. Elle fut obtenue en 1856, et examinée par le conseiller privé Fresenius ; voici comment il s'exprime à ce sujet, dans sa relation qui ne parut qu'en 1859 :

« L'eau puisée récemment à la source apparaît limpide. Dans le bassin dans lequel elle se déverse, elle est constamment agitée par des bulles de gaz ; la quantité du gaz dégagé en une minute était de 222 centimètres cubes.

« La saveur de l'eau est agréable et décèle de suite la présence du sel marin, du fer, de l'acide carbonique et d'une petite quantité d'hydrogène sulfuré ; celui-ci se reconnaît à l'odeur de l'eau puisée dans un verre ; l'odeur devient plus forte quand, en agitant l'eau dans un flacon à demi plein, on provoque un abondant dégagement de gaz.

« La température fut trouvée de 11°,28 C. ou 9°,02 R. l'air ambiant étant à 23°,8 C. ou 19° R.

« Le poids spécifique, déterminé à l'aide d'un grand piknomètre à 18° C., fut trouvé être de 1,00378. »

Source Louise. Analyse de Fresenius, 1857.

α) SUBSTANCES EN QUANTITÉ PONDÉRABLE.

a) *Les carbonates comptés comme carbonates simples.*

	En 1000 parties.	Dans 7680 grains (liv. de 16 onces).
Chlorure sodique	3,102812	23,82958
» potassique	0,089260	0,68552
» ammonique	0,009370	0,07196
Sulfate potassique	0,035038	0,26916
Chlorure magnésique	0,084000	0,64512
Carbonate magnésique	0,128688	0,98834
» calcique	0,669534	5,14202
Phosphate calcique	0,001001	0,00768
Carbonate barytique	0,000180	0,00138
» ferreux	0,044192	0,33939
» manganeux	0,001856	0,01425
Silice	0,020100	0,15437
Total des principes solides .	4,186031	32,14871
Acide carbonique combiné aux carbonates simples pour former des bicarbonates	0,379509	2,91463
Acide carbonique entièrement libre	1,892482	14,53426
Acide sulfurique	0,001460	0,01121
Total général	6,459482 parties.	49,60881 grains.

b) *Les carbonates calculés comme bicarbonates.*

	En 1000 parties.	En 7680 grains (liv. de 16 onces).
Chlorure sodique	3,102842	23,82958
» potassique	0,089260	0,68552
» ammonique	0,009370	0,07196
Sulfate potassique	0,035038	0,26910
Chlorure magnésique . · . . .	0,084000	0,64512
Bicarbonate magnésique	0,196096	1,50602
» calcique	0,964129	7,40451
Phosphate calcique.	0,001001	0,00768
Bicarbonate barytique	0,000220	0,00169
» ferreux	0,060954	0,46813
» manganeux	0,002560	0,61966
Silice	0,020100	0,15437
Total	4,565540	35,06334
Acide carbonique libre	1,892482	14,53426
Hydrogène sulfuré	0,001460	0,01121
Total général	6,459482 parties.	49,60881 grains.

β) SUBSTANCES CONTENUES EN QUANTITÉ NON PONDÉRABLE.

Iodure sodique, trace sensible.
Bromure sodique, trace sensible.
Nitrate sodique, trace légère.
Borate sodique, trace légère.
Chlorure lithique, trace sensible.
Alumine, trace très-légère.
Arsénite calcique, trace très-légère.
Matières organiques, trace sensible.
Azote, quantité très-petite.
Oxygène, trace.

Gaz en volumes, à la température de la source, et à la pression barométrique normale.

a. L'acide carbonique tout à fait libre.

Dans 1 litre (1000 centimètres cubes) 1003,3 c. c.
Dans 1 livre, de 32 pouces cubes 32,09 p. c.

b. Acide carbonique libre et acide à demi-combiné.

Dans 1 litre, 1204,5 c. c.
Dans 1 livre, 33,54 p. c.

c. Gaz sulfhydrique.

Dans 1 litre, 0,964 c. c.
Dans 1 livre, 0,031 p. c.

§ 81. Comme conclusion, voici comment s'exprime le savant chimiste :

La source Louise est une eau gazeuse saline contenant, en outre des sels, une forte quantité de fer, une quantité de manganèse digne d'être notée, et un peu de gaz sulfhydrique.

Elle se distingue des autres sources de Hombourg, d'abord par la présence de ce dernier gaz; mais surtout :

1º Par le manque absolu de chlorure de calcium;
2º Par la quantité beaucoup moindre de chlorure de magnésium;
3º Par la quantité moindre de sel marin.

Et il en résulte que l'eau de la source Louise, tout en étant une source ferrugineuse, se boit facilement et même est agréable; mise en bouteilles selon les règles, elle se prête très-bien à l'exportation.

§ 82. En 1859, les médecins des eaux de Hombourg,

moi aussi, nous nous crûmes dans l'obligation de donner une notice préalable sur la valeur thérapeutique de l'eau de la source Louise.

Nous constatâmes que dans son emploi l'action du fer prévaut évidemment, et qu'il trouve un adjuvant dans le manganèse; que la quantité du gaz libre et celle du gaz retenu dans les bicarbonates rendent l'eau agréable et de digestion facile; que le chlorure sodique active le mouvement de décomposition et de recomposition, et par là même apporte une part d'activité essentielle à la formation de globules du sang.

Le docteur W. Müller, conseiller de la cour, communiqua l'observation de deux cas où, dans la convalescence d'une fièvre typhoïde, et une autre fois à la suite de métrorhagies répétées, il se développa une faiblesse d'accommodation visuelle qui céda dans un temps relativement court à l'emploi de la source Louise, après s'être montrée rebelle pendant longtemps malgré une diète animale très-riche.

Quant à moi, je fis cette remarque, que la source avait une efficacité très-grande dans les cas de scrofule compliquée d'un état d'hydrémie, après l'époque de la puberté.

Je n'ai rien à ajouter à ce que je disais en 1859, si ce n'est que mes observations d'alors se sont confirmées depuis; que l'eau, malgré sa richesse en fer, ne constipe pas, et trouve ainsi son emploi là où le fer et le manganèse sont formellement indiqués, et où d'autres sources ferrugineuses ne sauraient être administrées en raison de leur action constipante.

CHAPITRE VI.

EMPLOI DE L'EAU DE HOMBOURG EN BAINS.

§ 83. Je n'entame ce sujet qu'avec répugnance ; nos arrangements balnéaires et tout ce qui s'y rapporte étant bien au-dessous de ce qu'on a su faire en d'autres lieux, avec des ressources bien moindres.

A l'époque où je vins m'établir ici, en 1845, on employait pour les bains l'eau du Badebrunnen, provenant d'un vieux puits, et tellement chargée de sels que parfois il était nécessaire de l'étendre d'eau douce pour les personnes douées d'une peau très-délicate ; l'analyse de cette eau, faite quelques années auparavant par M. Mathias, avait donné :

Analyse du Bade-Brunnen, par Mathias.

	Dans une livre de 16 onces (7680 grains).
Sulfate calcique	0,212
Chlorure calcique	15,285
Bromhydrate magnésique	0,002
Chlorhydrate magnésique	5,904
» potassique	0,384
» sodique	108,392
Silice	0,164
Carbonate ferreux	0,480
Alumine	0,054
Carbonate calcique	9,698
» magnésique	2,485
Humus, traces.	
Total	143,060

§ 84. Un peu plus tard, on décida que le puits serait nettoyé; par qui cela fut-il fait et sous quelle direction? je ne sais; bref, au printemps de 1846, après
le nettoyage, l'eau du puits se trouva être tellement
pauvre en sels qu'elle fût déclarée inapte à servir ulté-
rieurement pour les bains; le puits fut donc abandonné.

Depuis cette époque on se sert, pour les bains, de
l'eau des sources *Louis* et de l'*Empereur*, lesquelles
sont conduites à cet effet dans une citerne qui est dans
de mauvaises conditions; de là on la conduit, au moyen
de véhicules par trop primitifs, à l'établissement de
bains; celui-ci, quoique élégamment établi, n'en est
pas moins et mal situé et mal arrangé.

Avec un meilleur aménagement de nos sources et
avec un établissement de bains approprié, nous pour-
rions fournir des bains de très-bonne qualité et aussi
riches en gaz carbonique que ceux des meilleurs établissements de ce genre.

§ 85. Les bains qu'on fournit et dans le grand bâtiment des bains et dans quelques maisons particulières
sont :

1º *Bains d'eau saline simple.*

2º *Bains d'eau douce simple.*

3º *Bains d'eau saline additionnée d'eau-mère.* J'ai
déjà eu l'occasion de dire que pour ces bains renforcés par l'addition d'une eau-mère, c'est celle-ci qui
joue le principal rôle et produira ses effets thérapeutiques n'importe où on les administre.

On a quelquefois prétendu qu'il y a des cas où l'eau
saline de Kreuznach ou de Nauheim s'est montrée plus
efficace sans addition d'eau-mère; ces cas sont à traiter
à Kreuznach ou à Nauheim.

4° *Bains d'eau saline, avec addition d'extrait d'aiguilles de pin.* Les vastes forêts de pins des environs de Hombourg nous mettent à même de préparer un extrait d'excellente qualité ; nous obtenons les meilleurs effets curatifs de ces bains dans les affections rhumatismales chroniques ; dans quelques cas d'hystérie, notamment alors que les bains froids ne sont supportés sous aucune forme, ils ont aussi paru rendre service.

5° *Bains additionnés de goudron minéral.* Depuis plusieurs années je fais faire avec le goudron de notre usine à gaz un savon à base de soude, que je fais dissoudre dans l'eau douce d'un bain ; j'en ai obtenu des succès très-manifestes dans le traitement du psoriasis et dans celui du rhumatisme chronique.

6° *Douches vaginales.* Notre maison de bains possède les appareils nécessaires pour donner des douches de toute force et durée, et j'en prise fort l'emploi, surtout pour les engorgements utérins et les catarrhes chroniques de l'utérus et du vagin.

7° *Bains de siége.* Je les ordonne froids, de 10° à 22° 1/2 C. (8° à 18° R.), ou tièdes, de 22° 1/2 à 30° C. (18° à 24° R.).

Le bain de siége froid enlève d'abord du calorique au corps et ralentit le pouls ; ensuite la réaction produit une congestion des parois abdominales par suite de laquelle le sang est dérivé des organes profonds ; ils agissent de plus comme névro-sthéniques. Je les ordonne avec succès contre la blennorrhagie secondaire, et quand il existe de gros boutons hémorrhoïdaires non saignants et des procidences de la muqueuse anale ; dans les cas de paresse du gros intestin accompagnée de sécrétion de gaz ; dans les cas de descente de l'utérus, de prola cu,y n, de pollutions nocturnes.

Le bain de si re tiède est calmant, rabaisse l'irritabilité exagérée des nerfs hypogastriques et rend service dans les cas de spasme vésical, de catarrhe vésical, et au début du traitement du prurigo de l'anus, de la vulve, du vagin.

7º *Lavements*. Quelques personnes, les Français et les Françaises notamment, demandent à faire usage de lavements de la source Élisabeth ou de l'Empereur, quand, au début de la cure interne ou plus tard encore, l'eau bue ne produit pas son effet laxatif. Quand je prescris ce moyen, et je le fais volontiers, je tiens à ce que l'eau soit entre les températures de 22º 1/2 et 27º 1/2 C. (18º et 22º R.).

CHAPITRE VII.

APPLICATION EXTERNE DU GAZ DES SOURCES.

§ 86. Nous avons ici un bain à gaz, comme il y en a un à Nauheim ; il remplit les conditions qu'on peut demander à un semblable établissement ; on y donne des bains entiers dans des cuves en bois contenant un escabeau qui permet au patient de conserver la position assise pendant l'immersion, qui doit durer une heure. La cuve est fermée par un couvercle échancré pour laisser passer le col ; à hauteur d'épaule, elle est percée de trous qui laissent sortir le gaz remplissant par l'effet de sa pesanteur le fond de la cuve ; enfin, le plancher de chaque pièce est muni d'un grillage par lequel s'opère l'écoulement du gaz au dehors du bâtiment ; ces dispositions ont pour effet de conserver l'air des cabinets exempt d'acide carbonique.

On se sert du gaz qui s'échappe de la source Louis ; il est reçu dans un réservoir placé au-dessous des cabinets qui contiennent les baignoires et communiquant avec elles au moyen de tuyaux en cuivre.

Quelles sont maintenant les indications pour l'emploi des bains de gaz ? Je n'en sais rien, franchement ; on dit qu'ils sont utiles contre le marasme sénile, maladie bien difficile à guérir, en vérité ! Il m'est arrivé une fois d'en faire prendre à un haut personnage, d'après le désir de son médecin atitré, précisément pour le mal en question ; je n'oserais dire que j'ai constaté du mieux.

§ 87. Je vais dire en quelques mots ce que j'ai pu
observer quant à l'effet physiologique de ces bains : On
ressent d'abord une sensation de chaleur et de picote-
ment, qui commence aux parties génitales et au pour-
tour de l'anus et qui peu à peu s'étend à toutes les parties immergées dans le gaz ; selon l'état d'humidité ou
de sécheresse de la peau, de la minceur ou de l'épaisseur de l'épiderme, cet effet se fait sentir plus ou moins
vite, entre la première et la dixième minute ; parfois il
y a transpiration légère ; enfin, quand on sort du bain,
quelques minutes durant, on se sent plus léger à la
marche ; mais au bout de 5 à 10 minutes cet effet cesse,
et l'on ne perçoit plus rien de particulier.

J'ai institué dans ces derniers temps une série d'expériences pour savoir si l'application du gaz à l'extérieur
du corps produit sur la température et sur la fréquence
du pouls un effet comparable à celui que détermine
l'usage interne de l'eau chargée de gaz ; j'ai constaté
que la fréquence du pouls après une immersion d'un
quart d'heure restait la même qu'elle était ayant, mais
que la température du corps s'élève de $0^o,4$ à $0^o,7$ C.

Enfin, il y a dans le petit bâtiment quelques bassins
pour l'immersion des pieds et les jambes ; et les arrangements destinés aux douches pour le nez, les yeux,
les oreilles, la cavité buccale, etc.

CHAPITRE VIII.

L'ÉTABLISSEMENT HYDROTHÉRAPIQUE
DU PFINGSTBRUNNEN.

§ 88. Cet établissement du Pfingstbrunnen est situé dans la grande allée de peupliers qui du jardin du château conduit à la grande forêt de sapins; il est à la distance de 500 pas de la porte nord-ouest du jardin du château; les voitures partant du casino y arrivent en 10 minutes.

. La maison des bains est située au milieu d'un grand jardin constamment ouvert aux personnes qui font la cure. L'arrangement est des plus complets; le comfort est partout. On entre dans un promenoir couvert servant de lieu pour attendre et pour se rafraîchir; de là, on descend dans les diverses cabines.

On donne des bains de siége simples, des bains de siége à l'eau courante, des frictions avec le drap mouillé, des affusions, des douches en pluie, des bains de vagues, des douches descendantes, des douches ascendantes faibles, d'autres fortes, combinées avec une douche en pluie descendante; des douches locales, des bains d'yeux, des bains entiers et des demi-bains.

Les tuyaux des douches ont 1 pouce de diamètre; elles descendent d'une hauteur de 20 pieds, ainsi que les douches en pluie fine; la douche ascendante forte monte à 10 pieds, par un tuyau de 3/8 de pouce. Le bassin pour le bain en pleine eau est suffisamment large pour permettre au baigneur de se mouvoir librement; un escalier commode conduit à la piscine, dont les parois sont en faïence. Certains bains de siége sont alimentés par le passage constant de la source, comme il a été dit; ils ont une action essentiellement plus énergique que ceux qui sont donnés dans les chambres.

§ 89. La source très-anciennement connue du *Pfingst-brunnen* est parfaitement convenable pour une cure hydrothérapique; elle est très-abondante et donne une eau pure et limpide qui, été comme hiver, est entre 8° et 9° R. (10°-11° 1/4 C.); elle sort de terre dans l'établissement même, pour s'écouler immédiatement dans les cabinets de bains; enfin, elle est parfaitement captée, ce qui l'empêche de perdre son gaz carbonique, et lui conserve la fraîcheur qui ranime et vivifie les nerfs et les muscles.

Les personnes en traitement sont logées en ville; c'est là, dans leurs demeures particulières, que les infirmiers ou les infirmières envoyés par l'établissement procèdent aux frictions, aux enveloppements, etc.

Dans les heures du matin et de l'après-midi, les patients alors se rendent au Pfingstbrunnen pour y prendre les divers bains ordonnés; la distance à parcourir pour arriver de l'établissement à la ville vient en aide, après le bain, par le mouvement musculaire qu'elle exige, à la réaction si nécessaire et si utile.

§ 90. Le nombre des malades qui s'adressèrent à l'établissement s'est élevé dans ces dernières années (l'été de 1866 excepté) de manière à lui présager un bel avenir; ils y trouvèrent la guérison ou un soulagement très-notable.

Selon les affections, on emploie exclusivement la cure hydrothérapique ou bien on la combine avec celle par les eaux de Hombourg, ou avec celle du petit-lait, ou avec l'emploi d'eaux minérales étrangères. Je dois faire observer que généralement les malades qui viennent à Hombourg pour y faire la cure interne dans l'intention de combattre les congestions sanguines vers la tête ou la poitrine, occasionnées par les engorgements des viscères abdominaux, supportent l'action si générale et si bienfaisante des bains de vague, de pluie, de douche, de siége, beaucoup mieux qu'ils ne supportent les bains chauds.

§ 91. Parmi les maux nombreux que l'on combat avec avantage par le moyen de l'eau froide, je citerai tout particulièrement les cas d'atonie de la peau, de rhumatisme, de catarrhe, d'hypochondrie, d'affection hémorrhoïdale causée par le genre de vie trop monotone et la position assise; ces états se dissipent par l'emploi de l'eau froide. De même, la constitution d'individus devenus cachectiques par l'abus de l'iode, du mercure, etc., fut améliorée en un temps relativement court.

On obtint également de très-bons résultats dans les cas de dérangements digestifs, catarrhe stomacal, aigu et chronique, pléthore abdominale, tendance à la constipation, et diarrhée.

Enfin, le traitement hydrothérapique fut appliqué avec succès aux affections de la peau, à l'hystérie, au nervosisme, aux flueurs blanches, à la goutte, au rhumatisme, à la polysarcie; on peut encore la recommander pour fortifier et corroborer l'organisme, et pour le rendre apte à résister aux causes morbifiques.

L'établissement est dirigé par le docteur HITZEL, parfaitement versé dans le traitement hydrothérapique; l'établissement est d'ailleurs ouvert à tout le monde, aux enfants même, à la condition qu'ils soient surveillés.

CHAPITRE IX.

ÉTABLISSEMENT DE GYMNASTIQUE SUÉDOISE.

§ 92. Nous possédons cet établissement depuis l'année dernière ; il se trouve à l'hôtel de la *Ville-de-Francfort*, au coin de la rue *du Hain* et de la rue *Élisabeth* ; il est dirigé par M. *Bodo de Glümer*, et a donné, comme j'ai pu m'en assurer moi-même, de fort beaux résultats curatifs. Je suis d'avis que cet établissement pourra acquérir une grande utilité pour Hombourg, et cela en raison de l'effet adjuvant que la gymnastique suédoise peut ajouter, dans beaucoup de cas, à celui de nos eaux.

CHAPITRE X.

ÉTABLISSEMENT POUR LA PRÉPARATION DU PETIT-LAIT DE CHÈVRE.

§ 93. Il est situé dans le parc, à proximité de la source ferrugineuse.

Les chèvres sont libres toute la journée, reçoivent une nourriture choisie, et, chose importante, sont bien soignées et entretenues.

Le petit-lait est préparé chaque jour, par un fromager véritable du canton d'Appenzell ; les connaisseurs le trouvent de qualité excellente.

Je n'ai rien à ajouter à ce qui a été dit au sujet des vertus thérapeutiques du petit-lait ; mais je dois déclarer que ceux-là sont dans l'erreur qui enseignent que le petit-lait non acide et récemment préparé est un adjuvant à l'effet curatif de nos sources.

J'ordonne le petit-lait seul, ou en combinaison avec les sources, dans les cas suivants :

1º Le catarrhe chronique des bronches ;

2º L'ulcère simple de l'estomac ;

3º Le catarrhe vésical chronique.

CHAPITRE XI.

DU RÉGIME.

§ 94. Je considère un régime bien réglé pendant l'usage de la cure comme une condition essentielle de bonne réussite ; on attribue déjà une grande importance aux changements de lieu et d'occupation , en un mot, au genre de vie de celui qui va faire une cure dans un endroit éloigné , et cela avec raison ; mais le régime alimentaire différent de celui qu'on a l'habitude de suivre , a aussi sa part d'influence ; les aliments autres ou diversement apprêtés peuvent suffire pour provoquer un changement profond dans la disposition du patient.

Pour ce qui concerne le régime de l'âme, je ne saurais mieux faire que de citer les paroles de Helfft[1] :

« Que le médecin engage son patient à éviter autant que possible toute excitation psychique , à refouler tout souci pour l'avenir, et surtout à laisser tout travail intellectuel sérieux. Celui qui, pendant la cure, veut continuer les travaux de son emploi , et qui énerve son corps et son âme par des études approfondies et continues, n'obtiendra jamais de bons effets de sa cure. Ceci était bien connu des anciens, et il serait bon de rappeler à tous ceux qui s'en vont aux eaux cette inscription écrite sur les bains d'Antonin à Rome :

> Curae vacuus hunc adeas locum,
> Ut morborum vacuus abire queas ;
> Non enim hic curatur, qui curat.

[1] *Manuel de balnéo-thérapie,* p. 14.

« Mener la vie à grandes guides, courir les réunions, prolonger les soirées bien avant dans la nuit, faire de longues séances autour des tapis verts, où toutes les passions trônent ensemble, se livrer aux excès *in Baccho et venere*, n'est pas ce qu'il faut au baigneur prudent ; les médecins des eaux devraient faire tous les efforts possibles pour diminuer ou faire disparaître les occasions de ces dérangements. »

Tout ceci est fort bien dit ; mais je dois faire remarquer que la plupart des baigneurs qui mènent ce genre de vie dissipé sont de ceux qui ne jugent pas à propos de consulter un médecin. Ils prennent leurs informations sur la manière de faire usitée aux sources, auprès d'un voisin de table expert en la matière, ou bien auprès de la dame du logis ; et vite à l'œuvre.

Il y a une autre catégorie de baigneurs qui est livrée à elle-même presque au même degré : ce sont les personnes qui, tout en n'osant pas faire la cure de leur propre chef, vont au premier médecin venu, que leur indiquera leur brosseur ou leur commissionnaire, au lieu de se faire renseigner par leur médecin ordinaire sur celui auquel elles devront donner leur confiance ; vis-à-vis de ces clients on sent alors que la confiance réciproque fait défaut, et partant l'autorité du médecin s'en trouve annullée.

J'engage mes confrères, dans leur intérêt et dans celui des malades qu'ils envoient aux eaux, à munir chacun d'eux d'un rapport écrit ou tout au moins d'une carte portant, avec leur nom, celui du médecin des eaux auquel ils l'adressent, et le diagnostic exprimé en deux mots ; ils éviteront des erreurs et des fautes par cette manière de faire :

D'abord, le patient, ayant d'emblée plus de confiance dans les avis du médecin, lui obéira plus volontiers ;

ensuite il n'arrivera pas au médecin consulté d'exprimer un diagnostic différent, soit par le fait, soit dans les termes, de celui du confrère traitant, et de miner ainsi, sans le vouloir, l'autorité de celui-ci dans l'esprit de son client.

§ 95. *Choix des aliments et des boissons en général, pendant la cure interne.* Il se règle sur :

1º *La nature de l'affection du patient ;* le régime ne pourra pas être le même dans tous les cas.

2º *La manière dont se fait la digestion des diverses matières alimentaires en raison du mode d'action et de la composition des eaux quand elles sont prises à l'intérieur.*

Le premier de ces points, savoir le choix des aliments selon la nature de la maladie, ne saurait être élucidé dans ce livre ; il est à résoudre, selon les cas, d'après les règles générales de la diététique.

Reste le second point : de quelle nature doivent être les aliments et les boissons dont on devra faire usage pendant la cure interne ?

Ils doivent être de facile digestion.

Ils doivent être très-nutritifs, afin de subvenir aux besoins d'un organisme dont le mouvement organique nutritif est accéléré.

Ils ne doivent occasionner aucune décomposition chimique manifeste des eaux ingérées dans les premières voies.

§ 96. Je pense qu'il est absolument nécessaire d'entrer dans des détails, et je demande d'abord *quels sont les aliments de facile digestion ?* On entend fréquemment par là les aliments de digestion *rapide*, et l'on s'est

donné beaucoup de peine pour connaître le temps que
l'estomac met à digérer les divers aliments. On connaît
les expériences de Gosse et de Beaumont ; je ne saurais leur accorder beaucoup de valeur. Gosse avait l'estomac malade, souffrant de mérycisme (rumination); l'estomac du Canadien, objet des expériences de Beaumont,
n'était pas non plus à l'état normal, étant percé d'une
fistule. A part cette objection, en supposant que la digestion stomacale de ces individus eût été normale,
les résultats des recherches entreprises sur eux sera
encore difficile à exploiter au point de vue des conclusions, et cela d'abord parce que les aliments essayés
étaient complexes, et parce que la quantité ingérée n'est
pas indiquée, et ceci a une grande importance. Enfin,
nous apprenons bien quand la chymification était ache-
vée, c'est-à-dire en combien de temps les aliments se
trouvaient être mêlés entièrement, humectés et ramol-
lis, et c'est bien cet apprêt mécanique qui constitue la
chymification ; nous apprenons encore en combien de
temps (de 1 1/2 à 5 1/2 heures) le chyme avait passé
le pylore. — Mais était-il digéré ! Certainement pas
tout entier, pas le suif ingéré par exemple. Et quand
donc un aliment est-il digéré? L'estomac ne s'en ac-
quitte pas seul ; l'intestin grêle, le gros intestin même,
y prennent part. Cl. Bernard prétend que l'estomac ne
fait pas autre chose que de préparer la digestion ; peut-
être cette assertion va-t-elle un peu trop loin ; mais les
observations faites par Busch sur une fistule intestinale
chez l'homme nous apprennent que du blanc d'œuf durci
et des morceaux de viande se rencontraient dans la partie supérieure de l'intestin grêle, à peine altérés par la
digestion, de 12 à 30 minutes après leur ingestion.
Kühne[1] a vu sortir d'une ancienne fistule intestinale,

[1] *Lehrbuch der physiol. Chemie.*

dix minutes après l'ingestion, du lait non coagulé mais coagulable, et de petites parcelles de viande ; il a observé la même chose sur la fistule duodénale d'un chien.

Et plus loin (t. I, p. 53) il dit : « Cinq heures après le manger (chez l'homme un peu plus tôt) l'estomac opère une évacuation très- copieuse (dans le duodénum) de matières contenant encore quelques restes de viande, primitivement plus gros que les autres, et plus tendineux surtout ; ces restes sont très-gonflés ; il résulte de là que, si l'estomac n'achève pas de digérer les choses de facile digestion et s'en remet pour cet achèvement à l'intestin grêle, c'est parce qu'il n'a pas le temps suffisant. Chose curieuse, les matières qu'il livre à moitié digérées à l'intestin sont des aliments liquides, et, parmi les aliments solides, précisément ceux qui, par leur état de division résultant d'une trituration soignée et d'une mastication complète, auraient pu paraître très-faciles à digérer. »

Je pense, pour ma part, que la chose n'est pas si extraordinaire et que c'est précisément cet état de liquidité ou de fine division qui permet aux aliments de franchir prématurément le pylore.

§ 97. Je me suis occupé de cette question il y a trente ans, faisant, sous la direction du professeur Nasse, et dans sa clinique, pendant plusieurs mois consécutifs, des recherches sur le temps que l'estomac met à se vider, selon la nature des aliments ingérés. L'état de plénitude ou de vacuité de l'estomac était déterminé par la percussion plessimétrique. Ces recherches furent plus tard publiées. Nos résultats diffèrent beaucoup de ceux de Beaumont ; mais, je le répète, tous ces essais ne disent rien, ni sur la promptitude ni sur le degré d'*usure* ou d'*épuisement* de l'aliment.

La plupart des aliments ne sont même pas épuisés, c'est-à-dire digérés complétement, chez la plupart des hommes, quand ils sont rejetés ; j'ai trouvé assez fréquemment, dans les matières fécales, des débris de pommes de terre montrant encore des grains d'amidon au microscope, des pelures de pommes avec les globules de pigment, etc.

Moleschott, pensant que nous sommes privés de données empiriques suffisantes sur la solubilité des divers principes alimentaires, avance que le seul critérium qui nous reste pour établir le degré de digestibilité est le degré de solubilité tel qu'il résulte des recherches de chimie pure.

J'avoue que je suis peu porté à admettre sans réserve des conclusions ainsi formulées.

En général, la question du temps qu'exige une substance liquide ou solide pour être digérée n'a qu'une importance très-secondaire pour le médecin, et sa solution ne nous est pas d'une grande utilité pratique.

A la question : Quelles sont les substances de facile digestion? je répondrai tout simplement ainsi : Ce sont d'abord les aliments qui, pris en quantité modérée, n'occasionnent aucun malaise aux personnes bien portantes; et surtout ceux qui ne produisent pas cet effet chez les personnes ayant un estomac malade; — que ces substances séjournent dans l'estomac une heure ou même cinq heures, cela nous importera peu. Cette définition de la digestibilité est toute *négative*, je le reconnais; mais elle ne saurait avoir un autre caractère, vu que nous ne relevons que les symptômes de la *digestion difficile*, et que la digestion facile est précisément celle qui n'a aucun symptôme, qui ne provoque ni ne s'accompagne d'aucune sensation particulière.

Je dois supposer connus ces symptômes de la digestion difficile et ne m'arrêterai pas à les décrire.

La question considérée sous cette face a une valeur
réelle; mais elle a besoin d'être étudiée et ne peut être
résolue autrement que par l'observation empirique.

§ 98. C'est de ce point de vue que je vais examiner
la digestibilité des aliments, d'après mes observations;
je dois dire que cette question m'a préoccupé dès le début de ma carrière de praticien.

Je ferai d'abord quelques réserves nécessaires et générales : Il n'y a rien d'absolu dans le degré de digestibilité d'un aliment; elle peut varier avec l'âge, la saison,
le moment de la journée, la localité, les occupations et
le genre de vie, avec la quantité ingérée, avec son mélange dans l'estomac avec d'autres substances. Ensuite,
elle varie selon que notre esprit est bien ou mal disposé
au moment du repas : quelle différence entre la digestion d'un festin fait en agréable et gaie compagnie, et
celle d'un pauvre dîner que l'on avale tout seul dans sa
chambre, un journal à la main ! Enfin, il dépend beaucoup de la manière dont nous mangeons ; j'entends que
la mastication bien faite et l'insalivation régulière des
aliments évitent bien des troubles dyspeptiques.

Donc, pour arriver à tirer des conclusions justes, il
importe de faire ses observations, non-seulement sur
soi-même ou sur quelques individus bien portants,
mais de les multiplier beaucoup et de les faire sur des
personnes de divers âges, sur des malades aussi bien
que sur des sujets bien portants. On rencontre alors
des choses curieuses : j'ai, parmi mes connaissances,
un ami, un savant, un employé supérieur, amplement
gratifié d'hémorrhoïdes, qui souffre presque constamment, depuis dix-sept ans, de catarrhe chronique de

l'estomac, et n'en consomme pas moins chaque jour, sans en être incommodé, une ample portion de salade de concombres. J'en connais un autre qui, très-souvent, est brouillé avec son estomac, ce qui ne l'empêche pas de manger sans inconvénient du homard frais. Mais à tout cela on ne peut dire qu'une chose : savoir, que l'exception confirme la règle.

§ 99. L'étude critique qui va suivre ne saurait comprendre tous les aliments quelconques ; je la bornerai aux substances qui sont usitées dans les hôtels et les restaurants de la localité.

A. Substances tirées du règne minéral ; liquides et solides.

Eau. L'eau est-elle un aliment ? Question longuement débattue par Moleschott[1].

Est-il permis de boire de l'eau, et de quelle eau, et quand, pendant la cure interne à Hombourg ? Ce serait chose assez cruelle que de se priver de boire de l'eau pendant une cure qui réveille une si grande soif, notamment une heure après le dernier verre de la source Élisabeth ou de l'Empereur. Qu'on boive hardiment de l'eau douce, de l'eau de Selters naturelle ou artificielle, ou de l'eau gazeuse simple ; qu'on boive à toutes les heures de la journée, quand on a soif ; mais il faut se garder de noyer les aliments, pendant, de suite avant, et après le repas, dans des flots d'eau, surtout dans de l'eau de Selters ou d'une eau alcaline gazeuse quelconque, lesquelles neutralisent la pepsine. Cette règle est bonne à suivre en tout lieu et en tout temps ; on peut combattre l'effet neutralisant des eaux alcalines en les employant à couper un vin acidule.

Sel de cuisine et nitre. Il en sera question à propos des condiments.

---

[1] *Physiologie des aliments*, p. 412.

B. Aliments tirés du règne animal.

§ 101. *Lait.* Cette substance est mal digérée par quelques-uns, mais pour le plus grand nombre elle est de digestion facile; et chez ces derniers son usage est permis pendant la cure. Pour le goûter du soir, je recommande le lait caillé, pris sans addition de pain noir, mais avec un peu de pain blanc grillé ou de biscuit, et sans trop de crême : on peut ajouter un peu de sucre et de cannelle; il est bon, nécessaire même, de prendre ce souper de bonne heure, afin que l'on puisse se livrer encore à une petite promenade.

Produits dérivés du lait; sont permis :

La jonchée;

La crême de bonne qualité;

Le babeurre (lait de beurre);

Le beurre en petite quantité, surtout dans les légumes; il ne sera ni rance ni chauffé jusqu'au noir.

Sont défendus : toute espèce de fromage ainsi que le beurre rance ou trop chauffé.

Les petits-laits doux et aigre et le babeurre sont des substances que j'emploie à titre d'agents curatifs contre l'ulcère simple de l'estomac.

§ 102. *Sang.* On ne le consomme pas autrement que dans les boudins, lesquels sont peu recommandables par l'addition de lard et d'épices, de poivre notamment. Le sang qu'on a coutume d'ajouter au civet de lièvre ne le rend pas indigeste ; ce qui le rend tel, c'est la farine roussie dans la graisse très-chaude.

§ 103. *Bouillon.* Tout bouillon de viande, riche et pas trop gras, est sain et se digère avec facilité; son usage est surtout utile à ceux qui ne consomment que de la viande bouillie, en ce qu'il rend au corps les principes enlevés à la viande par la cuisson, et notamment un acide très-utile à la digestion; les bouillons trop étendus font sur l'estomac l'effet de l'eau tiède et sont trop peu toniques.

Le meilleur bouillon, et je le recommande aux patients qui font la cure, c'est le *beef-tea* des Anglais : on fait hacher menu de la viande de bœuf sans graisse, 1/2 kilogr. environ; on y ajoute de l'eau froide, 1/2 ou 3/4 de litre; puis on porte sur le feu jusqu'à l'ébullition, qu'on laisse durer de deux à quatre minutes; on filtre, on exprime et on sale.

Dans les hôtels, le bouillon est rarement servi pur; on l'additionne, et cela est utile, d'une des substances suivantes : orge perlée, grains de froment ou d'épeautre cueillis verts, riz, gruau d'orge, d'avoine. Les potages trop gras, les bisques d'écrevisses et les soupes contenant beaucoup de navets ou de choux, enfin ceux qui sont surchargés de pâtes, de nouilles, de boulettes, sont peu recommandables.

On rencontre quelquefois des personnes qui craignent, pendant la cure, de faire usage de potages assaisonnés de céleri, de cerfeuil, de persil; ces herbes et racines d'ombellifères ne sont pas innocentes quand on les mange en quantité; mais, jetées dans le bouillon et retirées quelques minutes après, elles lui donnent bon goût et n'ont aucun inconvénient.

Règle générale, on ne fait les soupes ici qu'avec de la chair de bœuf ou de vache; néanmoins les bouillons dégraissés de mouton et de poule sont encore plus nourrissants; les plus roborants de tous sont ceux de pigeons, de grives, d'alouettes, de perdrix, de lièvres et de chevreuils; le bouillon de veau relâche; c'est pourquoi les Français ont l'habitude d'en boire quand ils prennent médecine.

Les soupes aux fruits sont inconnues ici, comme aussi les soupes à la bière, fréquemment rendues indigestes par l'addition de jaune d'œuf, de crême, de pain grillé ; la soupe au vin, sans les ingrédients que je viens de nommer, épaissie par le moyen du tapioca, n'est pas à rejeter ; les soupes à l'eau, à l'oignon, sont peu nourrissantes et développent des flatuosités.

Le potage que le baigneur de bon vouloir et de bonne conduite consomme le soir, c'est un potage léger à la crême d'orge.

§ 104. *Viandes. Chair des animaux à sang chaud.* La chair musculaire, la plus importante de toutes, doit être tendre et friable, pour être facile à digérer ; et cette qualité physique n'est pas toujours, comme on le croit, l'apanage de la chair d'animaux jeunes ; la chair du veau se digère moins facilement que celle du bœuf.

La chair gagne cette fragilité de la fibre par la conservation ; quelque temps après la mort de l'animal, la chair subit des changements chimiques : une partie de la fibrine, abandonnant du phosphate de chaux, se change en albumine ; on sait, par contre, que la chair des animaux récemment tués est dure et filandreuse, difficile à digérer ; on en retrouve les restes peu altérés dans les selles des personnes dont la digestion est peu active. Une glacière devrait donc se trouver dans chaque bon hôtel.

§ 105. *Viscères.* Ceux-ci, à l'opposé de la chair musculaire, doivent être consommés frais, parce qu'ils ont déjà toute leur délicatesse et parce qu'ils sont sujets à subir une décomposition rapide.

Le foie des animaux à sang chaud, sain et non à l'état de foie gras, est un aliment nutritif et recommandable. Le foie du bœuf, qui d'ailleurs n'est pas servi dans les bons hôtels, contient, d'après Braconnot, 81,06 de principes solubles ; celui du veau offre encore de meilleures conditions alimentaires.

Les boulettes ou quenelles faites de foie haché sont difficiles à digérer par suite du mélange de farine, d'oignons et d'œufs ; car l'œuf, tant le jaune que le blanc, devient difficile à digérer quand il s'est trouvé exposé pendant longtemps à la chaleur ; le boudin fait de foie est indigeste en raison du lard qu'on y fait entrer ; enfin, les pâtés de foies d'oie de Strasbourg faits avec des foies gras sont plus lourds encore et doivent être défendus aux baigneurs. Le foie de bœuf, de veau, de chevreuil, cuit avec la chair, donne un bouillon de bonne qualité. La meilleure manière de préparer le foie consiste à le mettre sur le gril, en tranches de l'épaisseur d'un doigt, ou à le braiser dans du bouillon et du beurre avec fort peu de farine non roussie.

Je ne saurais autant louer les rognons ; savoir : ceux de mouton, de porc et de veau, les seuls qui paraissent sur les tables d'hôte ; ceux de mouton et de porc ont trop de tissu donnant de la gélatine à la cuisson ; les rognons de veau sont entourés de trop de graisse qu'il faut enlever avec soin ; ils sont bons alors. Les rognons ne doivent jamais être cuits avec la viande ; l'intention qu'on pourrait avoir de renforcer le bouillon serait mal remplie, il prendrait un goût urineux.

Le *ris de veau* (*thymus*) est digestible, assez nourrissant et peu gras ; d'après l'analyse de Morin, il contient :

En 1000.

Albumine 140
Substance albuminoïde insoluble. 80
Substance donnant de la gélatine à la coction. . . 60
Graisse 3,0
Acide margarique. 0,5
Extrait alcoolique. 16,5
Eau 700,0

La *cervelle* est de facile digestion, mais peu nourrissante, malgré les 7 p. 100 d'albumine qu'elle contient,
selon Vauquelin : J'ai fait des expériences sur des jour-
naliers qui travaillaient pour moi aux champs ; après
un repas copieux consistant en cervelle de bœuf, ils se
sentaient bientôt affamés et sans force ; et moi-même,
avec quelques amis, ayant fait pendant la chasse un
repas de cervelle de veau et de pain blanc, nous nous
sentîmes pris de lassitude plus tôt qu'à l'ordinaire.

Langue. La pointe de la langue de bœuf est plus
dense, moins savoureuse, moins grasse, mais facile à
digérer ; la base est plus entrelardée de graisse intersti-
tielle, plus tendre par là, mais moins facile à digérer
quand on en mange beaucoup et surtout quand la langue
a été fumée.

§ 106. La digestibilité de la chair musculaire n'est
pas la même pour toutes les espèces animales qui en
fournissent ; en tête je place la chair des poulets rôtis,
des perdreaux, même des pigeons, auxquels on a enlevé
la peau chargée de graisse ; en seconde ligne, la chair à
fibres fines du lièvre et du chevreuil ; ensuite celle,
plus grossière déjà, du bœuf, du mouton, du veau, du
porc. Cette dernière n'est pas précisément indigeste ;
elle ne le devient que par la graisse qu'elle contient
souvent en trop grande quantité ; la chair moins grasse

des filets et du jambon se digère aussi facilement que celle du bœuf.

Je défends pendant la cure de manger de l'oie et du canard.

La graisse animale est de digestion difficile ; on ne devrait manger que celle qui est entremêlée à la chair rouge des animaux engraissés ; le lard se digère mieux que les graisses de bœuf et de mouton ; les sauces grasses sont à éviter pendant la cure.

§ 107. *Mode de préparation culinaire de la viande.* La chair, dans les pays civilisés, n'est pas mangée crue ; le jambon salé et fumé et la poitrine de l'oie de Poméranie se mangent crus et sont réputés d'excellent goût.

En règle générale, il vaudrait mieux réserver l'usage des viandes salées pour la marine, la guerre, pour les cas de nécessité enfin ; on n'observe pas cependant que le jambon cru et salé, que les saucisses faites de viande maigre et crue (saucisses de Göttingue, de Brunswik, cervelas), consommées en petite quantité (réserve faite pour le danger de la trichinose), occasionnent des indigestions même passagères ; je ne les défends pas pendant la cure ; mais la chair des oies, salée et fumée, qui vient de Poméranie, est plus lourde ; je ne saurais la recommander.

Moleschott[1], se basant sur des raisons de chimie, croit la viande marinée dans le vinaigre pendant un certain temps plus facile à digérer que la chair fraîche ; quant à moi, j'ai en plus de cent occasions observé le contraire : la chair, surtout celle qui a subi l'action du vinaigre pendant 8 ou 10 jours, a bon goût, je le veux bien ; mais elle est fort indigeste, nuisible, occasion-

---

[1] *Loc. cit.,* 514.

nant parfois le catarrhe de l'estomac et la diarrhée ; je la défends absolument à ceux qui font la cure interne.

Si, en été, l'on tient absolument à conserver de la viande pendant plusieurs jours, cela pourra se faire, à défaut de glacière, dans le lait caillé ou dans le petit-lait acide qu'on renouvellera chaque jour.

De la cuisson de la viande. Liebig prétend que le meilleur procédé consiste à jeter la viande dans l'eau bouillante et à faire cuire ainsi ; en opérant de la sorte, l'albumine des couches superficielles est coagulée de suite, ce qui enferme les principes solubles contenus dans la chair et les empêche d'être enlevés par la cuisson, qui, elle, change le tissu conjonctif en gélatine, rend la fibre musculaire plus soluble, fait fondre et sortir la graisse.

Tout ceci est vrai ; mais, par contre, l'albumine de la viande ainsi exposée pendant des heures à la température de l'ébullition se solidifie jusque dans la profondeur et sera difficilement digérée.

Si l'on veut absolument manger de la viande bouillie, le mieux sera de commencer l'opération comme il a été dit, en immergeant la viande dans l'eau bouillante ; mais d'arrêter l'ébullition au bout de 3 ou 4 minutes, en ajoutant de l'eau froide dans le but d'abaisser la température à 80° ou 88° C., et de continuer l'opération en faisant mijoter à cette température pendant 2 à 3 1/2 heures, selon le volume de la pièce à cuire ; avec cette manière de faire, l'albumine des couches extérieures forme également une couche protectrice qui empêche le morceau d'être épuisé, l'albumine des couches profondes se coagule aussi à la longue, mais sans durcir autant.

Les chairs à grain fin, et notamment celles des poules, des perdreaux, des lièvres, des chevreuils deviennent mauvaises quand on les fait bouillir pendant un certain temps.

Mais il n'y a aucun doute à ce que la viande est meilleure, plus savoureuse et plus nutritive, quand, au lieu d'être bouillie, elle a été rôtie, et, pour ce faire, les appareils les plus simples, le gril et la broche, sont les meilleurs; la chair reste plus succulente que lorsqu'on a fait rôtir en vase clos, et il n'est pas besoin de sauce grasse; il se forme quelques produits de la distillation blanche, qui sont agréables à l'estomac.

Les viandes fricassées et les ragoûts ne sont pas de facile digestion ; les sauces surtout contenant beaucoup de farine, surtout de farine roussie, de graisse, de vinaigre, d'oignons, d'épices; les viandes panées, avec leur croûte de blanc d'œuf, de farine ou de chapelure, et de graisse, sont indigestes également; enfin, les plus mauvaises de toutes sont celles des pâtés dits *vol-au-vent*, les fricandelles ou hachis en gâteau, et les saucisses.

§ 108. Scharlau[1] avance que « les œufs » (et non-seulement ceux des oiseaux dont il sera question ici, mais encore ceux des poissons et des tortues), « sont le type des aliments complets, en tant que contenant tout préparés l'albumine, la graisse, les sels du sang, et n'exigeant qu'un effort minime pour être digérés. »

Ceci est bel et bien un principe de théorie que l'expérience vient confirmer en partie seulement; et d'abord il n'y a pas de peuple qui fasse des œufs d'oiseaux sa nourriture unique ou même principale, tout en étant, comme le sont les habitants des régions rapprochées du pôle, pourvu d'œufs en abondance et dépourvu de toute

---

[1] G. W. Scharlau, *Die Nahrungsmittel*, p. 92.

autre espèce d'aliment; ensuite, dans nos latitudes, où l'on est rarement réduit à faire usage d'œufs exclusivement, quand par hasard cela arrive, et que l'on remplace la viande par des œufs pendant plusieurs jours, on en est bien vite fatigué, dégoûté même, et l'on se sent moins bien disposé pour supporter les fatigues corporelles; enfin, il y a des personnes qui ne les peuvent manger sans avoir des vomissements.

D'après l'analyse de Scharlau, les œufs contiennent :

Eau	666
Albumine	127
Matières grasses	94
Sels	13

Le jaune d'œuf, d'après Prout, contient :

Eau	537,8
Albumine	174,7
Matières grasses	287,5

Les matières inorganiques et salines contenues dans le blanc d'œuf et le jaune sont des sulfates, phosphates, carbonates et chlorures; alcalins, calciques et magnésiques. Le contenu de l'œuf en soufre se décèle déjà par la grande quantité de gaz sulfhydrique que la putréfaction en dégage; ou bien encore, quand il se trouve en contact avec un sel de fer; ceci est la raison pourquoi les œufs, pris peu de temps avant ou après l'eau de nos sources, sont mal supportés et causent des gonflements de l'estomac, de la douleur, des renvois, voire même des vomissements.

§ 109. Quant à la préparation culinaire des œufs, le mieux serait de ne leur en pas faire subir; il arrive bien que par-ci par-là une personne se décide à manger des œufs crus ; mais ils répugnent ainsi à la plupart des personnes, surtout par leur albumine restée glaireuse.

Il faut donc coaguler celle-ci ; le procédé de beaucoup le meilleur consiste à exposer l'œuf pendant 5 à 8 minutes à la température de 77° à 82° C., mais non à celle de 100° ; de cette façon, le blanc se coagule lentement et uniformément ; quand, au contraire, on fait bouillir l'œuf pendant 4 minutes dans l'eau à 100°, la partie du blanc qui est en contact avec la coque durcit trop et devient indigeste.

Dans certains cas, quand le corps est affaibli par de fortes pertes ou bien par la diminution des forces digestives de l'estomac, on peut obtenir de bons effets nutritifs du jaune d'œuf cru, trituré avec du sucre et du vin.

Les œufs sur le plat et les omelettes sont prohibés entièrement ; ils sont plus indigestes que les œufs à la coque plus ou moins mollets ; ces derniers même ne doivent être pris qu'à des moments assez distants de ceux où on boit de l'eau minérale ; la raison en a été donnée.

§ 110. *Viandes* (suite). 2° *Chair des animaux à sang froid.*

Poissons. Cette classe fournit les espèces alimentaires les plus nombreuses ; et il faut reconnaître que, bien accommodés, ils constituent un aliment sain et facile à digérer ; mais la puissance nutritive et plastique de la chair de poisson n'est pas aussi grande pour la nourriture de l'homme que ne l'est la chair des animaux à sang chaud, laquelle se rapproche davantage de la sienne propre pour la composition.

Des peuplades entières vivent presque exclusivement

de poissons, cela est vrai; mais aucune d'elles ne se distingue par des qualités éminentes du corps ou de l'esprit.

Les Grecs et les Romains regardaient déjà les poissons comme un aliment énervant; de nos jours, dans les pays catholiques, pendant le carême, on a fréquemment l'occasion d'observer que ceux qui sont habitués à consommer de la viande tous les jours se trouvent affaiblis pendant qu'ils font maigre.

Mais, d'un autre côté, nous ressentons un besoin instinctif de varier notre alimentation; la science approuve ce besoin et en donne les raisons; il est plus fortement ressenti encore par les malades. Par ces raisons, il est, dans la plupart des circonstances, non-seulement permis, mais même utile de passer quelquefois de la consommation des viandes à celle de la chair des poissons et des autres animaux à sang froid. Laissons donc servir les poissons sur les tables d'hôte; ils sont admis; mais défendons expressément qu'on leur fasse subir trop de raffinements culinaires !

Le poisson qui peut être mangé par ceux qui font la cure doit avoir subi une simple cuisson; on peut y ajouter un peu de beurre fondu, mais non roussi; on peut aussi le manger frit ou grillé, mais sans gratin; le poisson devra toujours être très-frais.

Les poissons marinés ou fumés sont peu recommandables en général ; cependant les anchois et les harengs salés, mais en état de bonne conservation, ayant la chair tendre, seront consommés sans inconvénient.

Les poissons frais qui paraissent sur nos tables d'hôte et dont on peut manger sont : la perche, le barbeau, le brochet, la truite, le zander, le turbot, la sole; les poissons un peu plus difficiles à digérer, mais qu'on peut permettre aux estomacs robustes, sont : l'aigrefin très-frais, le cabillaud, la carpe et la tanche; l'anguille et le saumon sont entièrement défendus.

§ 111. Parmi les œufs de poisson, je ne citerai que le *caviar;* il est fait des œufs de l'esturgeon; on peut en manger, en quantité modérée bien entendu, pourvu qu'il soit de bonne qualité.

Il contient, en 1000 parties, d'après John :

Albumine soluble	62
» insoluble.	248
Huile jaune odorante	43
Chlorure et sulfate sodiques	67
Phosphate de chaux, de fer, gélatine . . .	5
Eau	575

Le caviar, comme cette analyse le montre, contient suffisamment de matière grasse; aussi fera-t-on bien de le manger sans beurre, avec du pain seulement, sans oignons, qui incommodent l'estomac, et sans trop de jus de citron.

§ 112. *Chair des amphibies; tortue* et *grenouille.* On consomme la chair du *testudo midas, green turtle,* en Angleterre principalement, sous forme de potage ou de ragoût; elle est grasse et indigeste; ici elle fait rarement apparition; quant aux cuisses de grenouille *(rana esculenta* et *temporaria),* pour n'être pas nourrissantes à l'excès, elles n'en constituent pas moins un bon mets, délicat et léger.

§ 113. *Chair des crustacés.* Les crustacés comestibles que l'on trouve dans nos restaurants, encore peu fréquemment, sont au nombre de 4; savoir :

L'écrevisse des rivières,
Le homard,

La langouste,
La crevette.

La chair de tous ces animaux durcit par la cuisson et devient difficile à digérer pour le plus grand nombre. En outre, la chair contient, comme aussi la carapace, une substance grasse, qui occasionne fréquemment une ortiaire aux personnes à peau délicate, aux dames notamment. Par cette raison et parce qu'elle est trop grasse, la bisque ou potage aux écrevisses est défendue aux buveurs d'eau minérale.

§ 114. *Chair des mollusques ; escargots, moules et huîtres.* On ne consomme ici que les huîtres, et on les estime, à juste titre, comme un aliment qui, outre qu'il chatouille agréablement le palais de ceux qui savent manger, est encore très-facile à digérer et très-nourrissant ; dans certains cas de diarrhée chronique, il rend d'éminents services. Je ne connais pas d'analyse chimique de l'huître ; j'y ai trouvé une forte quantité d'albumine qui se coagule difficilement.

II. *Aliments tirés du règne végétal.*

§ 115. Nous plaçons en tête le *pain ;* c'est le représentant par excellence des aliments fournis par le règne végétal ; n'emploie-t-on pas ce terme pour résumer en un seul mot la somme de nos besoins matériels ?

Dans notre contrée, on ne fait de pain qu'avec la farine de froment et avec celle de seigle ; on ajoute à celle-ci parfois de la farine d'orge. Le pain de seigle est peut-être préférable pour les ouvriers faisant de lourds travaux à l'air libre, mais il exige un excellent estomac, et ceux qui mènent une vie sédentaire ont absolument besoin de pain de froment; ceux qui font usage de la cure n'en devront pas manger d'autre.

En outre, il doit être : 1º parfaitement cuit ; 2º égalemènt levé ; 3º pas trop frais, ou du moins suffisamment rassis pour ne pas se réduire en masses compactes pendant la mastication ; 4º enfin, ce doit être du pain sans beurre ou sans graisse ; les petits pains au beurre vont mal avec une cure minérale, même pour les prendre avec le café au lait ; on fera mieux de choisir les biscottes telles qu'on les fait ici.

Les farines et autres produits de la mouture des céréales servent à confectionner, en outre du pain, toutes sortes de choses ; ils sont employés pour épaissir les potages gras, comme il a été dit ; on en fait des pâtisseries au beurre ou au sucre ; des entremets de farine, des boulettes, des puddings, des omelettes ; le patient qui voudra bien faire la cure et ménager sa santé se passera de tout cela ; je ne fais d'exception que pour le riz au lait.

§ 116. *Graines des légumineuses.* Mûres, elles contiennent beaucoup de principes nutritifs ; la chimie et l'expérience sont d'accord pour nous l'enseigner. Elles se distinguent surtout par leur grande richesse en matière azotée plastique ou gluten. Elles ont la réputation d'être difficiles à digérer ; mais ceci provient uniquement des enveloppes ; quand le périsperme a été enlevé au moulin, ou bien qu'on le retient en réduisant les graines en purée passée au tamis, ces légumes se digèrent facilement.

Tous, ils doivent être cuits dans de l'eau non séléniteuse ; on corrige celle qui ne cuit pas les légumes en l'additionnant d'un peu de carbonate de potasse ou de soude.

A propos des semences contenant de l'amidon et du gluten principalement, il convient de parler de la châtaigne.

§ 117. Le *châtaignier* réussit bien dans notre contrée, et son fruit y joue un grand rôle comme aliment. La châtaigne contient beaucoup d'amidon, du gluten et un peu de tannin; je ne saurais, faute d'analyse, en donner la proportion.

D'après mon expérience et mes essais, la châtaigne est un aliment nourrissant, mais difficile à digérer.

J'arrive à parler d'une matière alimentaire des plus importantes, composée principalement de fécules et fournie, celle-ci, non par une graine, mais par un tubercule radical: c'est la pomme de terre; je ne m'en occuperai qu'en tant qu'aliment convenant pendant la cure.

§ 118. Les qualités alimentaires et digestives de la *pomme de terre* varient selon l'année bonne ou mauvaise et le climat, qui favorisent plus ou moins la formation de la fécule; celle-ci dépend encore et de la variété cultivée et du sol qui la produit.

La pomme de terre n'est farineuse et légère qu'aux conditions d'être parfaitement mûre, de ne pas être entrée en germination, et enfin d'être convenablement préparée.

Je regarde comme le meilleur mode de préparation la cuisson sous la cendre chaude; mode peu usité d'ailleurs et nullement admis pour les tables d'hôte.

Qu'on s'en tienne donc aux pommes de terre farineuses cuites à l'eau rapidement, et que l'on évite et celles sautées au beurre et les pommes de terre frites; enfin, celles qu'on a laissées se refroidir, après la cuisson dans l'eau, car elles sont et restent vitreuses et indigestes.

Je ne recommande que les préparations suivantes :

1° Pommes de terre en robe de chambre ;
2°   »   épluchées et cuites dans l'eau salée ;
3°   »   à la maître d'hôtel ;
4°   »   en purée.
5° Enfin, les potages gras aux pommes de terre.

Les préparations culinaires plus compliquées et plus compactes, servant de légume ou d'entremets, avec ou sans œufs ou sucre, telles que croquettes, gâteaux, galettes, duchesses, boulettes, puddings, ne sont pas à recommander.

Les pommes de terre rouges ordinaires contiennent, d'après Einhof :

Fécule	150
Cellulose et fibre amylacée	70
Dextrine	41
Albumine soluble	14
Acides et sels	51
Eau	750

§ 119. *Autres racines comestibles.* Nous rencontrons d'abord, fournie par la famille des *ombellifères*, la *carotte* et ses variétés, prisée très-haut par les médecins comme légume convenant pendant la cure ; aussi fait-elle son apparition trois ou quatre fois par semaine sur les tables d'hôte, et cela au grand désagrément des baigneurs qui ne s'en soucient guère ; les carottes jeunes ont le tissu très-délicat, contiennent de la pectine et du sucre, sont faciles à digérer et recommandables ; on

trouve bien dans les déjections de l'homme et du chien
des morceaux qui, en apparence, ont résisté à la digestion; mais, en examinant avec soin, on reconnaît
que la trame est en majeure partie épuisée de ses principes alibiles; la carotte trop grosse et trop vieille doit
être défendue.

Céléri. La racine d'ache ou de céléri, plus fibreuse,
occasionne des flatuosités, est moins facile à digérer et
n'est pas recommandable.

La famille des *Campanulacées* nous fournit la *racine
de raiponce*, annuelle; c'est un légume délicat et léger.

La famille des *Cichoracées* nous donne, dans la *scorzonère* ou le *salsifis*, une racine excellente, à condition
qu'elle soit arrachée dans l'année; laissée en terre un
an de plus, elle a plus belle apparence, mais devient
fibreuse et indigeste. Ce légume ne doit pas être enveloppé dans une pâte et frit à la française; de même, il
ne doit pas être blanchi avant d'être accommodé, cette
opération lui enlevant du sucre et de l'albumine; il
convient de le faire cuire à l'étouffée après l'avoir mouillé
avec du bon bouillon.

Ces observations s'appliquent aussi aux légumes-racines précédemment nommés.

Crucifères : Le *raifort sauvage* ou *craon*, accommodé en hors-d'œuvre, a la réputation de favoriser la digestion; grande erreur; il gonfle et développe des gaz,
comme font les autres racines de la même famille, navet, gros radis ou raifort, et petit radis; toutes ces racines seront bannies du régime.

§ 120. Si des racines nous passons aux légumes verts,
nous rencontrons de nouveau la famille des *Légumineu-*

ses, qui nous donne, d'abord, *les petits pois*, nains et à rames. Ceux-ci, cueillis très-jeunes, sont facilement digérés par un estomac même médiocre ; mais avant d'approcher de la maturité, au demi-terme de leur développement déjà, leur enveloppe est trop épaisse, et occasionne des flatuosités ; cet inconvénient est plus prononcé encore dans les *pois mange-tout* ; la purée faite de pois verts est nourrissante et légère.

La même famille donne encore les *haricots verts* et la *fève des marais*, cette dernière très en vogue en Westphalie et sur le Rhin inférieur ; tous ces légumes sont à rejeter comme indigestes ; on les retrouve à peine digérés, dans les selles.

J'en dirai autant, comme étant indigestes et occasionnant des flatuosités, des légumes verts fournis par la famille des *Crucifères* : les *choux cabus*, le *chou de Bruxelles*, les *choux de Milan*, les *choux verts non pommés*, les *choux rouges* et les *choux raves*.

Il en est à peu près de même des *choux-fleurs*, qui, d'ailleurs, contiennent une assez forte proportion de gluten ; mais ils exigent de bonnes forces digestives pour ne point incommoder ; on a d'ailleurs grand tort de les rendre plus indigestes encore en y ajoutant, sous prétexte de sauce, un vilain empois de farine.

Les choux cabus, coupés menu et salés, subissent la fermentation lactique, après quoi ils sortent de la tonne sous le nom de *Sauerkraut*, *choux salés* ou *choucroute :* c'est un mets national des Allemands ; il se digère bien, mais donne quelquefois la diarrhée.

La famille des *Chénopodées* nous fournit deux légumes très-abondants dans la contrée : les *épinards* et les *arroches* ; ces légumes verts sont faciles à digérer, mais donnent volontiers la diarrhée aux personnes prédisposées, surtout quand ils commencent à monter en tige ;

par-ci par-là, on mange aussi les petioles et nervures de la *bette* ou *poirée* ; ce plat est à rejeter.

J'en dirai autant des légumes de la famille des *Polygonées* : oseille et jeunes pousses de rhubarbe et de rhapontic ; ils contiennent trop d'acide oxalique.

Par contre, le *pourpier* (de la famille des *Portulacées*) paraît trop rarement sur nos tables ; il est bon dans le potage, et comme légume.

J'en dirai autant de quelques plantes de la famille des *Cichoracées* ; savoir : la *laitue* et ses variétés ; la *chicorée* (endive et scarole), le *pissenlit ;* et chaque fois qu'un estomac sera capable de digérer des aliments végétaux, on pourra prescrire ceux-ci sans crainte ; bien entendu que la laitue devra être cueillie avant d'être montée ; que la chicorée aura été liée et blanchie, pour la rendre tendre ; que le pissenlit sera choisi en premières pousses, couvertes de terre ou de sable et blanches ou jaunâtres ; autrement, ce que j'en ai dit ne serait pas applicable.

Quant au mode de préparation, il doit être simple : pas trop de beurre ni de crème, ni surtout de farine roussie ; le mieux est de les cuire à l'étouffée, après avoir mouillé avec du bouillon, et ajoutant du beurre et du sel, sans autre condiment.

Salades. Defense complète de toute espèce de salade, que les salades soient faites de légumes crus ou cuits ; défense encore de manger les haricots ou concombres ou cornichons confits, fermentés, conservés.

Pour revenir aux légumes verts, je mentionnerai, dans la famille des *Cynarocéphales*, l'*artichaut* et le *cardon*.

De l'artichaut, on mange et la base moelleuse des folioles et le réceptacle charnu ; ce dernier, d'après

Delaville, contient du sucre, de la fécule et un principe gommo-résineux ; moi j'y ai encore trouvé de l'acide gallique en abondance.

Le cardon fournit les côtes charnues de ses feuilles, très-estimées en France surtout, après qu'on a fait étioler la plante dans une cave obscure. — Artichauts et cardons sont, bien accommodés, d'excellents légu-- mes.

Je ferai un plus grand éloge encore des jeunes pous-sès ou branches d'asperge (*Asparagées*) et de celles du houblon (*Urticées*). Ces deux légumes seront servis bien cuits, surtout les asperges, et au naturel, comme l'aiment les connaisseurs, ou bien avec un peu de beurre fondu, mais toujours sans sauce blanche.

La famille des *Cucurbitacées* nous fournit deux es-pèces qu'on apprête en légume. C'est d'abord une courge blanche, allongée et tendre, que l'on sert cuite, avec une sauce blanche ; c'est ensuite le concombre cuit à l'étouffée avec du beurre et du bouillon, mets fort prisé des Anglais ; ces fruits contiennent 97 p. 100 d'eau, sont peu nourrissants, souvent indigestes par eux-mêmes ou par les accessoires ou par le mode de préparation : Abstenez-vous en.

§ 121. J'arrive aux *champignons* : A l'exception de la *truffe* et du *champignon comestible* ou *des cou-ches,* nous voyons rarement paraître sur nos tables des objets de cette classe ; mais il arrive que des étrangers, Français et Russes notamment, s'avisent d'en cueillir dans nos forêts et dans nos prairies, et de les consom-mer ; je nomme les espèces comestibles suivantes qui se trouvent assez souvent :

Agaricus edulis et *Agaricus campestris* (le champi-gnon de couche) ; *Agaricus mouceron* ; (mousseron de

Provence) ; *Amanita alba* ; *Agaricus anisatus ; Me-rulius cantharellus* (chanterelle) *; Boletus edulis* (cep); *Boletus aurantiacus ; Hypodrys hepaticus* (foie-de-bœuf) *; Hydnum repandum* (pied-de-mouton blanc) ; *Hericium coraloides* (barbe-de-bouc); *Clavaria crispa*, *Morchella esculenta* et *conica* (morille comestible) *; Helvella esculenta* (helvelle comestible).

Les analyses, celles de Schrader et de Schlossberger entre autres, ont montré que les champignons sont riches en principes solides ; l'odeur ammoniacale qui s'en dégage quand ils pourrissent, et qui donne à l'odeur qu'ils exhalent avec grande analogie avec celle des substances animales en putréfaction, suffit déjà pour déceler la présence de principes azotés ; l'expérience enseigne de son côté que les champignons sont très-nourrissants, mais aussi qu'ils sont indigestes ; il faut s'en passer pendant la cure.

§ 122. *Fruits.* Il s'agit ici bien moins de définir ce qu'il faut entendre par *fruits* que d'étudier la manière dont ils sont digérés ; en thèse générale, je renverrai aux écrits de Moleschott, avec deux restrictions toutefois : c'est d'abord que l'usage des eaux salines ferrugineuses intervient à sa manière ; c'est ensuite que la plupart de nos baigneurs ont les organes digestifs dérangés, de l'une ou de l'autre façon, ou doivent être tenus suspects pour tels. Il est tout à fait hors de doute que les fruits charnus crus et que les noix et les amandes sont absolument incompatibles avec l'usage des eaux.

Il y a sans doute des gens qui n'ont jamais pu arriver à connaître, pour les avoir ressentis, des troubles de la digestion, et qui sont capables, comme on dit, de digérer des clous ; ceux-là mangeront impunément une livre de cerises, une demi-douzaine d'abricots en revenant de la source, et par-dessus 3 ou 4 verres d'eau Élisabeth; vrais favoris des dieux, ceux-là, je me le demande, pourquoi donc vont-ils boire de cette source, ou de quelque source minérale que ce soit?

Autrement, il est de règle que les fruits non cuits sont incompatibles avec la cure et provoquent volontiers la diarrhée, le catarrhe gastrique et des coliques violentes. Je ne saurais trop comprendre ni comment ni pourquoi les fraises feraient exception à cette règle, ainsi qu'on le prétend ailleurs.

Les fruits cuits sont beaucoup mieux supportés, mais ne méritent en aucune façon les éloges qu'on leur a prodigués par-ci par-là. Beaucoup dépend de l'âge, des habitudes, du genre de vie, de l'espèce de maladie; je ne saurais toujours pas approuver la règle qu'aucuns prétendent établir, à savoir : que le souper des baigneurs doit consister invariablement en un potage mince et en quelques pruneaux cuits.

Contre les diarrhées bilieuses, qu'on rencontre partout en été, les myrtilles ou brimbelles cuites rendent de bons services.

§ 123. *Condiments.* Tout d'abord est-il permis, la cure durant, de manger des mets épicés? Je réponds *oui*, pourvu qu'il y ait la juste mesure et qu'il n'y ait pas de condiment défendu par la maladie du patient.

Sel de cuisine. Cette indispensable substance, qui est déjà ingérée le matin, dans l'eau minérale, en bonne quantité, n'a aucun inconvénient.

Nitre ou salpêtre. On l'ajoute à la saumure pour saler les viandes, dans le but de faire prendre à celles-ci une belle couleur; c'est une mauvaise pratique, car le nitre n'est pas l'ami de l'estomac; il rend le bœuf salé indigeste pour bien des personnes. Je connais une dame qui est prise d'une diarrhée violente chaque fois qu'elle mange du jambon ou de la langue de bœuf salée, quand on emploie du salpêtre pour la salaison, et qui supporte admirablement ces mets salés sans addition de nitre.

Un condiment très-répandu, le *vinaigre*, s'allie mal avec la cure; usez-en très-modérément; défense absolue de manger des fruits et condiments marinés ou confits dans le vinaigre: cornichons, câpres, etc.

Même défense presque absolue du *jus de citron;* pour limonades, préférez les oranges, elles sont moins acides et plus douces.

Le *sucre* doit être consommé en quantité très-modérée, surtout par ceux dont l'estomac a une tendance aux aigreurs; il en est de même du *miel;* les Anglais surtout ont depuis quelque temps la mauvaise habitude de prendre avec le café au lait du matin des masses de miel, dans l'intention d'obtenir des selles plus copieuses; je blâme cet usage; je ne saurais assez sévèrement blâmer celui, mille fois plus détestable (et capable d'annuler tout l'effet d'une cure), de manger des gâteaux au miel pendant qu'on boit l'eau à la source.

La *moutarde*, même celle au vinaigre, si elle est prise modérément, ne nuit jamais.

La famille des *Liliacées* nous fournit une série d'espèces dont les feuilles et surtout les bulbes servent à divers usages culinaires; ce sont : l'oignon et ses variétés, le porreau, la ciboulette, l'échalotte, l'ail. Toutes ces plantes sont, crues et cuites, de digestion difficile, donnent des vents, et sont à bannir comme légumes et même comme condiments.

Graines et feuilles d'ombellifères. Presque toutes renferment une huile essentielle, qui chimiquement diffère d'une espèce à l'autre (ainsi l'essence de persil a pour formule $C^{12}H^{8}O^{3}$, celle de carvi $C^{10}H^{8}$, celle d'anis $C^{20}H^{12}O^{2}$), mais qui n'en donne pas moins une extrême analogie à l'action de tous ces condiments : ils activent le mouvement péristaltique, diminuent la sécrétion des gaz intestinaux et les expulsent; cela leur a valu le titre de carminatifs.

Leur emploi n'est en aucun cas nuisible, et parfois utile comme correctif; c'est ainsi qu'on a coutume d'ajouter du carvi au chou cabus, de mêler de l'anis aux tablettes sucrées de petit-four, la graine de coriandre aux bettes rouges marinées.

Il en est à peu près de même pour les espèces de la famille des *Labiées : thym, marjolaine, sauge*; des *Corymbifères*, qui fournissent l'*estragon ;* puis des *feuilles de laurier*, des *baies de genièvre ;* mais ces condiments s'ajoutent généralement à des mets qu'on sait être indigestes et qui sont défendus aux malades faisant la cure, qu'ils soient ou non corrigés.

Je recommanderai moins encore les condiments exotiques très-âcres, qui créent chez ceux qui s'en servent une habitude dont ils ne peuvent plus se défaire, et peuvent, à mesure qu'on force la dose, engendrer une hyperémie de la muqueuse gastrique; en tête, pour la nocuité, je place le *poivre de Cayenne* ou *piment ;* l'usage excessif du *poivre noir* et du *poivre long* peut aussi devenir nuisible; et tous ceux qui souffrent d'un estomac irritable et disposé aux congestions devraient apprendre à se passer peu à peu de ces excitants, surtout pendant la cure. Les clous de girofle et la noix muscade sont moins nuisibles, peut-être parce qu'ils sont moins prodigués.

La vanille, gousse d'une orchidée, doit, selon Buchholz, son arôme non à une huile essentielle, mais à l'acide benzoïque. Quoi qu'il en soit, elle occasionne des congestions vers le cœur, le poumon, peut-être vers les parties génitales, augmente l'éréthisme nerveux, et devrait, ainsi que la glace à la vanille, être évitée par les buveurs d'eau minérale.

Quant à la cannelle, je ne saurais défendre qu'on s'en serve pour aromatiser le lait caillé ; prise en petite quantité, elle peut être utile pour combattre la tendance à la diarrhée aqueuse.

Le *gingembre* me paraît exciter la sécrétion et l'activité musculaire de l'estomac plutôt qu'il ne le congestionne ; je pense donc que, pris en quantité petite, il peut en effet activer la digestion stomacale.

III. *Boissons excitantes.*

§ 124. Le *café*, ce déjeuner tant prisé des Allemands, des Hollandais et des Suédois, est toléré, si je suis bien informé, dans toutes les stations où l'on fait des cures, hors les établissements hydrothérapiques. A Hombourg, c'est le déjeuner le plus en usage ; il est à peu près toujours préférable au thé : d'abord parce qu'il ne précipite pas la pepsine en aussi grande quantité, ensuite parce qu'il ne contrecarre pas l'effet laxatif de l'eau, enfin parce qu'il ne change pas le carbonate ferreux en tannate.

Il y a des circonstances cependant où le café ne convient pas ; c'est quand il cause, comme cela arrive fréquemment, le vertige et une forte diarrhée ; cet effet se voit fréquemment chez ceux qui ont une gastro-entérite chronique.

J'ajouterai, comme règle invariable, que le déjeuner, quel qu'il soit, ne devra être pris qu'une heure après le dernier verre, jamais plus tôt ; qu'on ne mêlera ni au café ni au thé de la crême, mais du lait seulement; et qu'on ne consommera ni beurre, ni pain au beurre, ni œufs.

Quant au thé, il est interdit à peu près à toutes les sources minérales; cependant je dois faire des concessions pour les cas où l'action du fer n'est pas recherchée dans nos eaux, ceux où il n'y a pas trace de dyspepsie, ceux enfin où il ne cause ni n'entretient la constipation.

Le *chocolat* est à placer au même rang que le thé; la *fève de cacao* et ses préparations précipitent le fer à l'état de tannate; on ne la permettra que là où le thé pourra être permis; encore vaudra-t-il mieux se servir de cacao privé de graisse, parce que le chocolat ordinaire est trop gras, c'est-à-dire trop riche en beurre de cacao, et partant indigeste.

Toutes les boissons excitantes dont il vient d'être question sont prohibées après le dîner; les personnes qui ont besoin de prendre un goûter pourront prendre leur thé ou leur café accoutumé 2 ou 3 heures après le repas.

Il a déjà été question du lait; comme le bouillon et le potage, il pourra servir de déjeuner.

J'arrive à la question des *vins* : Est-il permis à celui qui veut faire une cure en toute conscience de boire du vin ? Certainement oui ! si, d'ailleurs, il le supporte; *vinum lœtificat cor hominis*, adage dont personne n'est mieux en mesure de vérifier la vérité et la sagesse que ces hypochondriaques de la bonne espèce et ces employés supérieurs qui promènent partout et les soucis de leur emploi et leurs hémorrhoïdes; je suis convaincu que contre ces états, comme en général contre tout trouble chronique des nerfs abdominaux, le vin rend les plus grands services.

Au fait, je pourrais dûment me passer de faire l'éloge du vin ; ceux qui n'en croiraient pas aux poëtes pourront consulter l'excellente matière médicale de *Neumann.*

Dans tous les cas donc où nos sources ne sont pas contre-indiquées, le vin ne l'est pas non plus ; je ferai quelques réserves à ce propos :

1° On n'en boira pas de suite après l'eau, le matin, ni dans les premières heures qui suivent.

2° On ne boira pas de vin de mauvaise qualité (règle bonne pour tout le monde).

3° On n'en boira pas à l'excès.

4° On ne gâtera un bon vin ni avec de l'eau en excès ni avec du sucre.

Les vins qui conviennent le mieux pendant la cure sont ceux de la Moselle et du Palatinat, pas trop jeunes ; ceux de Bordeaux également, mais dans d'autres cirtances ; les vins du Rhin forts sont moins recommandables, moins encore les vins de Bourgogne et ceux du Midi de la France ; les vins mousseux ne devraient pas être bus par ceux-là du moins qui ont des aigreurs d'estomac ; parfois le Madère, le Xérès, le Marsala, surtout le bon vieux vin de Porto, conviennent admirablement.

La *bière* exige beaucoup de prudence ; je m'en défie un peu là où sa fabrication n'est pas surveillée par l'autorité ; l'expérience des derniéres années autorise suffisamment ces soupçons ; ensuite la pléthore veineuse et les hémorrhoïdes contre-indiquent l'usage de la bière ; enfin, on ne la doit permettre qu'à ceux qui en apportent l'habitude et auxquels elle est devenue une nécessité.

Par la même raison, parfois il faudra permettre aux

buveurs d'eau-de-vie de prendre leur petit verre pendant la cure; je demanderai, comme unique concession, qu'ils l'étendent d'un peu d'eau; de toutes les espèces, je tiens le cognac vieux pour la moins mauvaise.

§ 125. *Tabac*. Ce n'est, sans doute, ni un aliment ni une boisson; mais sa place naturelle est à côté des *excitants modernes*.

L'habitude de chiquer du tabac ne se rencontre plus, parmi les personnes bien élevées, que chez les Suédois et les Américains; je crois que cette manière d'user du tabac n'est ni plus ni moins mauvaise que celle de fumer; je n'en ai jamais vu de mauvais effet pour les gencives.

Pour ce qui est des fumeurs, il faut leur imposer la règle de ne pas se laisser aller à leur habitude au point de rabaisser les fonctions digestives de l'estomac, et surtout de ne fumer ni à jeun ni après avoir bu de l'eau minérale; ensuite, par politesse envers ceux qui ne fument pas et envers les dames surtout, on devrait, plus qu'on ne le fait, s'imposer l'obligation de ne pas fumer à la promenade du matin.

Il est des fumeurs cependant qui ont besoin d'une pipe ou d'un cigare, fumé après le déjeuner, pour obtenir leur selle après avoir bu l'eau des sources; à ceux-là, je recommande de ne faire usage que de tabac de la Havane, qui contient le moins de nicotine.

Quant à la *prise*, je ne saurais dire si elle influence l'action des eaux; je me borne à signaler ce fait, que l'on peut se narcotiser en prisant comme en fumant à l'excès.

§ 126. Une dernière règle, enfin, contre laquelle on

péche fréquemment, c'est la *simplicité* à mettre *dans les repas* : si l'on est à peu près certain d'éprouver de mauvais effets du choix mal fait des aliments, quant à leur qualité, on doit, d'un autre côté, redouter les inconvénients de dîners trop copieux ou trop variés, le menu dût-il n'annoncer que des plats permis et approuvés par la Faculté. Un dîner de composition simple a déjà l'avantage de réduire à un nombre plus restreint les occasions et les tentations ; les personnes qui ont la digestion faible et qui doivent éviter d'enfreindre les règles de la sobriété feront bien de diner à la carte.

CHAPITRE XII.

USAGE DE LA CURE. CIRCONSTANCES DIVERSES.

§ 127. Les questions qui se présentent d'abord sont les trois suivantes :

Peut-on entreprendre une cure aux eaux à une époque quelconque de l'année ?

Quelle est la saison la plus favorable pour une cure ?

Est-il nécessaire ou utile de suivre un traitement préparatoire avant la cure ?

Comme réponse à la première de ces questions je citerai les paroles de Helfft (*Balnéothérapie*, p. 6) : «Il convient de combattre à outrance le préjugé enraciné dans l'esprit de beaucoup de médecins, selon lequel la cure en hiver ne saurait être profitable. Bien au contraire, on ne devrait jamais attendre jusqu'au printemps ou jusqu'à l'été dans les cas où il y a lieu de commencer de suite la cure, soit parce qu'elle est immédiatement nécessaire et qu'il y aurait péril à attendre, soit parce qu'elle devra être très-longue, selon les prévisions, pour donner un plein effet. Médecins et malades se décideront d'ailleurs à en agir ainsi d'autant plus facilement qu'ils sauront que, dans toutes les stations minérales très-fréquentées et renommées pour leurs cures, on trouve les arrangements exigés par la cure d'hiver, et surtout les abris contre les intempéries de la saison. Nous y trouvons des cabinets de bains que l'on peut chauffer, aussi bien que des appartements dans les hôtels et les maisons privées. Si l'on trouve des malades qui se décident à passer l'hiver dans des établissements hydrothérapiques, à plus forte raison il devra s'en trouver qui, sur l'avis de leur médecin de famille, s'il possède leur entière confiance, se décideront à un semblable expédient. Je n'ignore pas que diverses considérations de famille, de position ou d'emploi viennent souvent enrayer les effets de nos conseils; mais, alors qu'il s'agit de la santé et de la vie, toutes ces considérations deviendront secondaires, et les obstacles seront surmontés par celui qui aura su y mettre une suffisante énergie.

« Je tiens pour coupable même, dit Heyfelder, celui qui est cause qu'une cure nécessaire sur le moment est retardée jusqu'en été, ce qui a lieu au détriment du patient, dont le mal fait des progrès. » Une cure aux eaux, entreprise dans la saison froide, exige bien des précautions de la part du médecin et du malade; mais ces précautions, on ne saurait jamais s'en départir dans aucune cure d'une certaine importance.»

A part les inconvénients que présentent les jeux de hasard, lesquels durent tout l'hiver, Hombourg se prête mieux que toute autre localité à une cure d'hiver; car, malgré l'élévation du lieu, le froid devient rarement excessif en hiver, parce que nos montagnes nous protégent contre les vents froids du nord et de l'est; nos sources sont ouvertes tous les matins; notre établissement de bains l'est également; toutes les localités y sont agréablement chauffées à l'air chaud; au Casino tout est chauffé, non-seulement les salles de jeu (qui en hiver sont closes pour le grand public et ne sont ouvertes qu'aux personnes munies d'un permis que délivre l'autorité), mais aussi les autres localités plus utiles, telles que les salles de lecture, de concerts, de billard et les salons du restaurant. Ensuite, le long de chacune des deux faces du Casino, il y a un promenoir, long de 400 pieds au moins et large de 50 ; l'une de ces galeries, celle du côté du jardin, est vitrée, toiture et parois, et n'est pas chauffée ; l'autre, transformée en jardin d'hiver et brillamment éclairée le soir, est maintenue à une température très-agréable. Dans les hôtels, on trouve en hiver le même comfort qu'en été ; dans les soirées où il n'y a pas de représentation théâtrale, le public est admis dans la grande salle du Casino, où l'orchestre des bains donne des concerts artistiques ; enfin, petit détail qui a son importance pour les petites bourses : le loyer des appartements, pendant la saison froide, est à peine le quart de ce qu'il est en été.

§ 128. Helfft est dans l'erreur cependant quand il avance, suivant en cela les errements de bien d'autres, que la meilleure saison pour une cure comprend les mois de juin, juillet et août. Je conseille généralement, à ceux qui veulent se traiter sérieusement d'un mal chronique et invétéré, de venir à la mi-avril ou vers le commencement de mai ; je regarde les mois de septembre et d'octobre comme beaucoup moins favorables ; pourquoi ? je pense que cela tient à ce que les mouvements organiques sont plus intenses au printemps ; c'est alors que nous voyons la nature entière se réveiller, la séve se mettre en mouvement dans les végétaux ; c'est alors que la mue organique prend plus d'intensité dans les organismes animaux, et c'est à ce moment qu'un traitement altérant aura, je le crois, la plus grande chance de modifier profondément le corps malade.

Ceci s'applique surtout, d'après mes observations, aux affections des glandes abdominales, de l'hématopoëse et du système nerveux. Règle générale dans ce cas, quinze jours de traitement thermal au printemps sont plus utiles que six semaines en automne.

Certes, dans les cas où la température égale est nécessaire, parce qu'il s'agit, soit d'entretenir une perspiration cutanée constante, soit de ménager des organes respiratoires irrités, les mois les plus chauds auront le pas sur les autres, et cela parce qu'il est de règle que le traitement qui aura le plus de chance de réussir sera, dans tous les cas, celui qui aura su s'allier comme adjuvants les circonstances cosmiques favorables ; tandis que le traitement le plus énergique éprouvera parfois une défaite, en présence d'un *génie épidémique annuel* défavorable.

Mais il serait assez difficile de soutenir cette thèse pour tous les cas. Est-il donc si rationnel d'envoyer aux eaux les personnes qui souffrent du côté du tube intestinal, en plein été, c'est-à-dire alors que les maladies du foie, le choléra, la dyssenterie et d'autres affections analogues sont les maladies dominantes ? Et c'est précisément cette classe de patients, ceux qui ont les organes digestifs malades, qui sont en nombre parmi nos baigneurs.

En outre, la chaleur forte dispose peu aux mouvements actifs, et ceux-ci sont, à n'en pas douter, un grand élément de succès pour la cure à nos sources.

§ 129. En réponse à la troisième question, je dois dire que, à chaque fois que nos sources sont indiquées, le mieux est de commencer aussitôt, sans traitement préparatoire aucun. Cependant il y a des cas où je conseille de boire de l'eau de Hombourg expédiée et transportée, avant de venir à la source. Ce sont ceux où la cure devra se prolonger pendant un temps plus long que celui dont le patient dispose pour son absence ; la pratique inverse est infiniment moins rationnelle ; en effet, le patient commençant la cure à la source, devra la quitter, dans ce cas, au moment précis où elle commence à développer son plein effet, pour essayer de la continuer à son domicile, tant bien que mal, avec une eau affaiblie par le transport.

§ 130. Le moment de la journée le plus favorable pour boire l'eau minérale, c'est le matin de bonne heure; néanmoins, la saison, l'habitude, d'autres circonstances encore peuvent faire modifier ces heures.

Il n'est déjà pas rationnel d'aller aux sources de trop grand matin par les journées humides et fraîches; cependant il faut boire étant à jeun, et cela parce que le tube digestif vide absorbe l'eau plus vite et plus complétement, et que, d'un autre côté, l'estomac rempli d'aliments et en train de les digérer serait grandement troublé par l'ingestion de plusieurs verres d'eau minérale.

Quand, au début d'une cure, l'estomac à jeun ne supportant pas bien l'eau, il survient un sentiment de pression, de la cardialgie, ou du vomissement, ou bien quand le patient est trop faible pour se rendre aux sources avec un estomac vide, et pour s'y promener pendant le temps nécessaire, on fait boire, le matin au lever, quelque boisson aromatique ne contenant pas de tannin, ou bien une tasse de café noir, ou mieux encore une tasse de beef-tea; puis, vingt minutes après, on fait prendre le premier verre d'eau.

§ 131. Les verres dans lesquels on sert l'eau à toutes les sources sont de 250 grammes (8 onces); ils sont d'ailleurs titrés ou gradués, de telle sorte que les servantes des sources peuvent les remplir à la dose demandée. Généralement, au début de la cure, je fais boire beaucoup moins à la fois, et je prescris des intervalles de 20 minutes, qu'on remplit par une promenade. Je ne permets de déjeuner qu'une grande heure après le dernier verre, plus tard encore parfois.

Souvent il est nécessaire de boire de l'une ou de l'autre source, à une ou à deux reprises dans le courant de la journée; il convient alors de choisir les heures ou l'estomac est vide; ainsi, quand on se propose de dîner à 1 heure, ce sera vers midi, ou bien le soir entre 6 et 7 heures; ceux qui dînent à 5 ou à 6 heures boiront vers 4 ou 5 heures du soir, ou bien encore le soir au coucher; dans quelques cas, je fais boire l'eau le matin au lit.

§ 132. Il n'est pas possible de déterminer à l'avance le temps que pourra prendre une cure, vu qu'il n'y a aucune règle fixe à cet égard; il est rare qu'une cure de 4 semaines pourra être déclarée suffisante; généralement il en faut davantage. Parfois il est bon de recommencer une seconde saison dans la même année; souvent il est utile de recommencer l'année suivante. Dans tous les cas il sera bon que le médecin traitant ne fixe pas le temps au client qu'il envoie aux eaux et s'en remette sur ce point au médecin des eaux; au cas contraire, le patient, voyant approcher le terme que le médecin lui aura assigné et ne sentant pas encore les effets annoncés ou attendus, perdra la patience ou la confiance et ne se laissera pas retenir plus longtemps.

§ 133. Il peut arriver que nos eaux, loin de produire dès les premiers jours l'effet attendu, savoir les selles, constipent au contraire dès l'abord; cela se voit surtout chez les personnes trés-anémiques (voir § 53); ou bien alors que d'autres sécrétions, et notamment celle des reins, se trouvent être fortement activées; ou bien enfin quand au début de la cure il se fait des congestions vers les organes abdominaux. Dans ces cas, rien n'est plus absurde que de vouloir forcer la dose d'eau minérale ; loin d'en obtenir un bon effet, on n'en aura aucun, ou bien l'effet sera trop violent, souvent même dangereux. Chez les personnes anémiques, ce qui réussit le mieux dans ces cas, c'est de faire boire plusieurs fois par jour quelques verres de la source Louise, parce que les autres sources (Élisabeth, Louis, de l'Empereur) développent très-bien (comme il a été dit § 53) leur action purgative dès que le sang se trouve être saturé de fer. Dans d'autres cas plus rares, il convient d'ajouter à l'eau de la source Élisabeth quelque sel neutre laxatif ; ou bien, suivant les indications tirées de la cause, on fera appliquer des sangsues à l'anus ou des ventouses dans la région lombaire ; des lavements tièdes d'eau Élisabeth rendront de bons services encore.

§ 134. A nos sources on peut voir souvent des buveurs versant l'eau d'un verre dans l'autre à plusieurs reprises et jusqu'à ce que le gaz carbonique se trouve être dégagé en majeure partie ; cette pratique est employée dans l'intention d'éviter les effets excitants du gaz ; j'ignore qui l'a introduite ici, et si elle est usitée en d'autres lieux, mais je sais qu'elle repose sur une supposition fausse : le gaz carbonique, en effet, n'excite pas, mais calme au contraire et l'excitabilité nerveuse (qu'on veuille bien se souvenir de l'effet si bien établi des poudres aérophores administrées dans ces circonstances) et l'excitation du système vasculaire ; j'entends qu'il diminue le nombre de pulsations du cœur ; enfin, pris à l'intérieur, il abaisse la température du corps. Comme corollaire de ce dernier fait, établi par l'expérience, on doit penser que dans les bains de gaz il n'y a aucune absorption d'acide carbonique, puisque l'effet de ces bains de gaz est tout différent, quant à la température, comme il a été dit § 87.

J'ai fait de nombreuses observations concernant l'effet calmant que les eaux gazeuses prises à l'intérieur exercent sur la fréquence du pouls ; j'ai constaté que l'effet produit est très-frappant, surtout quand l'action du cœur a été au préalable excitée par l'ingestion plus ou moins copieuse de liquides.

Voici les résultats de quelques expériences, résumés en un tableau :

HEURE DE LA JOURNÉE.	SAISON.	NATURE de L'EAU INGÉRÉE.	Personne soumise à l'expérience.	Fréquence du pouls avant l'ingestion du liquide.	Fréquence du pouls 10 minutes après l'ingestion du liquide.
Le matin à jeun . .	6 oct. 1861	Eau de Hambach, 18 onces à la temp. de 15º C.	F.	66	58
» »	7 » »	Id., 15 onces à 16º C.	F.	64	59
» »	8 » »	Id., 15 » à 14º C.	F.	63	58
» »	9 » »	Id., 15 » à 15º C.	F.	63	57
» »	12 » »	Eau magnés.' carbonatée, 6 onces à 15º C.	F.	64	60
» »	13 » »	Id., 6 onces à 15º C.	F.	66	62
» »	16 » »	Id., 6. » à 15º C.	F.	66	62
» »	18 » »	Eau de Hombourg, source Elisabeth, 15 onces à 14º C.	F.	66	60
» »	19 » »	Id., 15 onces à 13º C.	F.	65	59
» »	20 » »	Id., 15 » à 14º C.	F.	65	59
» »	21 » »	Eau de Seltz artific., 12 onces à 16º C.	F.	65	60
» »	22 » »	Id., 12 onces à 16º C.	F.	65	60
» » .	23 » »	Eau de fontaine, 12 onces à 16º C.	F.	63	63
» »	15 fév. 1867	Eau gazeuse, 12 onces à 18º C.	F.	67	61
Le soir, après consommation de 1 1/2 litre de vin	9 mars »	Eau de Seltz artificielle, 18 onces.	Schm.	100	74
Le soir, après consommation de 1 litre de vin	9 » »	Id., 18 onces.	G.	106	78
Id. Id.	9 » »	Id., 18 »	Schw.	109	82
Le soir, après cons. de 1/2 bouteille de Bordeaux	11 » »	Id., 18 »	F.	68	62
Le soir, après cons. de 3/4 de litre de vin du Rhin. . . .	14 » »	Eau gazeuse, 12 onces à 17º C.	F.	72	61

La température du corps ne fut pas notée dans la plus grande partie de ces observations ; l'un des expé-rimentateurs s'assura à plusieurs reprises que par l'ingestion de 12 onces d'eau gazeuse carbonique simple à 16 degrés elle descendait de 36,6 à 36,2 ou 36,3.

§ 135. Il arrive le plus souvent qu'après avoir été bues avec plaisir pendant un certain laps de temps, nos eaux commencent à paraître moins agréables, à provoquer un sentiment de satiété, de nausée, et même des vomissements ; les matières vomies sont incolores, muqueuses, mousseuses ; l'appétit, qui avait été si intense, commence à se perdre ; par contre, il survient une soif très-forte ; la langue se charge légèrement, le goût devient fade ou salé, amer parfois ; parfois, il y a de la constipation, mais bien plus souvent il y a des selles fréquentes, abondantes, liquides, de couleur vert-pré, contenant un mucus gélatineux et des stries de sang ; il arrive même, quoique rarement, que ces selles sont assez nombreuses ou abondantes pour déterminer des syncopes ; ces évacuations sont parfois suivies d'un sentiment de soulagement.

L'urine devient rare, trouble, alcaline, souvent sédimenteuse, et contient beaucoup de mucus et de flocons d'épithélium. Il n'est pas rare qu'il y ait des saignements par le nez ou par les parties génitales ; à tout cela se joint un sentiment d'anxiété et d'abattement, le pouls devient petit et faible ; il y a des vertiges, des tintements d'oreille, des sueurs froides.

Cette période de la cure, que l'on avait coutume de désigner généralement comme période de crise, je la caractérise, pour ma part, comme *période de saturation.*

A partir du moment où l'on cesse de boire, les phénomènes se dissipent en peu de jours; l'appétit revient, la soif se perd, la langue se nettoie, les selles et les urines redeviennent normales, la circulation se régularise et les troubles nerveux se calment.

Il n'est pas rare que l'on constate, après ce mouvement dit *critique*, la disparition d'une tuméfaction du foie, de la rate, des ganglions mésentériques, de tumeurs hémorrhoïdales ou de quelque autre résidu d'une maladie chronique; de plus, le malade ressent un grand bien-être. Mais souvent aussi cet ensemble des phénomènes normaux de la saturation se montre et se dissipe sans que l'on ait lieu de constater une amélioration ou un changement dans l'état ou dans la marche de la maladie dont le patient est affecté.

J'ai été à même d'observer la même série des phénomènes de saturation chez des personnes saines qui se sont mises à boire pendant un certain temps l'eau de nos sources pour leur plaisir ou par caprice, comme cela se voit par-ci par-là, et comme le font quelquefois les habitants de la ville.

§ 136. Ces phénomènes trouvent leur explication pathogénique dans ce fait, que l'usage de nos sources active presque tous les processus physiologiques de l'organisme, et notamment la métamorphose chimique, la sécrétion et la nutrition; il doit en résulter que les maladies consistant dans des anomalies de ces processus nutritifs prendront une marche plus active, plus d'acuité, et par là se prépareront à une crise plus précoce, plus rapide. Là où il n'y a pas de maladie, cette activité exagérée dans la sphère de la vie végétative, développée par l'usage interne de l'eau, constitue, elle toute seule, une déviation de l'activité vitale normale, en un mot, une maladie; et, dans ce dernier cas, l'ensemble des phénomènes décrits ne saurait être désigné sous le nom de *crise*, à moins que l'on ne veuille appeler ainsi le passage de l'état de santé à l'état de maladie.

§ 137. Je ne voudrais donc voir appliquer au syndrôme constitué par les phénomènes de la saturation le terme de *crise* que dans les cas suivants :

1° Alors qu'il apparaît comme résultat de l'exagération de l'activité physiologique d'un organe contenant des produits pathologiques formés ou déposés en ce lieu, et comme mouvement organique destiné à effectuer l'évacuation ou la résorption desdits produits; l'évacuation, par exemple, dans les cas de constipation avec scybales accumulées et durcies dans le cæcum; la résorption dans le cas d'infiltration albumineuse des ganglions mésentériques.

2° Alors qu'il ramène ou reproduit une maladie dans un organe, alors que la disparition de cette maladie primaire avait été suivie d'une affection dans un autre organe consécutive par voie de métastase; par exemple, quand une affection cutanée, en reparaissant, permet la guérison d'un catarrhe chronique de l'oreille moyenne.

3° Alors qu'il crée ou fait survenir une affection nouvelle, et qu'à l'apparition de cette affection, qui n'avait encore jamais existé chez le malade, une autre affection (plus grave) cesse et guérit; exemple : la cessation des accidents goutteux à partir de l'apparition d'un mouvement hémorrhoïdal régulier.

4° Alors qu'il peut être considéré comme le réveil de l'activité fonctionnelle normale dans un organe qui se trouvait dans un état d'inactivité fonctionnelle morbide; par exemple, quand la sécrétion biliaire languissante fait place à des selles franchement bilieuses et fortement colorées en vert.

§ 138. Que l'on regarde ce syndrôme comme critique ou non, toujours est-il qu'il faut le considérer et traiter comme un état fébrile. Selon que la fièvre aura le caractère de l'éréthisme ou de la torpeur, ou qu'elle prendra le caractère synochal, la conduite du médecin devra être différente. Dans les premiers cas, il suffit de faire cesser l'usage de la source, de défendre les promenades fatigantes et les excitations de toute espèce, de prescrire un régime très-simple et doux.

Dans le cas de fièvre plus intense et plus continue, il faudra imposer une diète antiphlogistique sévère et en venir parfois aux émissions sanguines locales ; les acides minéraux réussissent aussi souvent.

§ 139. Pour terminer, je dois m'occuper de ce que l'on appelle une *cure consécutive.*

Selon les cas, savoir selon le degré de succès qu'aura eu la cure principale, ce sera un traitement de la santé, de la convalescence ou dé la maladie durant encore.

Dans les deux premiers cas, le traitement sera négatif ou simplement hygiénique ; abstention de tout ce qui pourrait nuire, voilà la seule règle. La cure à Hombourg n'est pas altérante au point qu'il faille un traitement roborant ou reconstituant consécutif ; au contraire, dès que la guérison est acquise, les forces corporelles normales reviennent ; il sera bon toutefois de conseiller au buveur guéri, mais sortant de maladie, d'éviter les refroidissements, les excitations physiques et morales, les fatigues, les excès de table et de boisson, et cela pendant plusieurs semaines, comme il le faisait ou devait le faire pendant la cure.

Je pense que celui qui n'est pas obligé de retourner de suite à son emploi ou à ses affaires fera bien de faire, après sa cure, un séjour de quelques semaines dans une localité connue pour être très-saine; il sera préfé-- rable d'envoyer aux bains de mer les personnes qui se trouvent avoir la peau amollie et atonique.

La constipation, qui souvent s'établit quand on cesse de boire l'eau minérale, cède spontanément en deux ou trois jours; si elle devient incommode, on prendra des lave- ments d'eau fraîche, qui suffiront pour la vaincre; il faut se garder de retourner à l'usage de pilules ou de sels purgatifs.

Telles sont les indications que l'on peut donner pour une cure consécutive; il ne peut pas être question d'une cure de ce genre dans les cas où, vu l'absence de bons effets produits par l'usage de notre eau minérale, et surtout si l'état du patient vient à empirer, il aura fallu se décider à faire cesser la cure par nos eaux.

FIN.

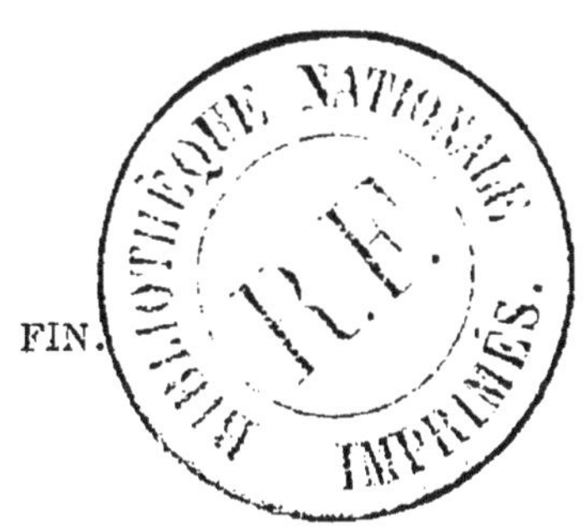

TABLE DES MATIÈRES

Chapitre X (§ 93).

Chapitre XI (§§ 94-126).

Chapitre XII (§ 127-139).

FIN DE LA TABLE DES MATIÈRES.

Strasbourg, typ. Silbermann, G. Fischbach, successeur. — 1553.